全民科学素质行动计划纲要书系

社区科普书系

人生必须知道的健康知识

科普系列丛书

U0803469

理疗医学

祛病强身找理疗

QUBING QIANGSHEN ZHAOLILIAO

郑静晨 总主编

许建阳 王梅康 主编

中国科学技术出版社

·北 京·

图书在版编目（CIP）数据

理疗医学：祛病强身找理疗 轻松健康伴你身/许建阳主编. —北京：中国科学技术出版社，2015.1

（人生必须知道的健康知识科普系列丛书/郑静晨总主编）

ISBN 978-7-5046-6781-6

Ⅰ.①理… Ⅱ.①许… Ⅲ.①理疗学—基本知识 Ⅳ.①R454

中国版本图书馆CIP数据核字（2014）第298806号

策划编辑 徐扬科 谭建新
责任编辑 徐扬科 林 然
责任校对 何士如
责任印制 李春利
封面设计 周新河
版式设计 潘通印艺文化传媒·ARTSUN

出　　版 中国科学技术出版社
发　　行 科学普及出版社发行部
地　　址 北京市海淀区中关村南大街16号
邮　　编 100081
发行电话 010-62103130
传　　真 010-62179148
投稿电话 010-62176522
网　　址 http://www.cspbooks.com.cn

开　　本 720mm×1000mm 1/16
字　　数 184千字
印　　张 11.5
印　　数 1—10000册
版　　次 2015年7月第1版
印　　次 2015年7月第1次印刷
印　　刷 北京东方明珠印刷有限公司

书　　号 ISBN 978-7-5046-6781-6 / R·1823
定　　价 32.00元

人生必须知道的健康知识科普系列丛书

编委会

《理疗医学》编委会

主　　编　许建阳　王梅康

副 主 编　李　静　冯　琼　史丽娜　郝石磊　王定雪

编　　委　(按姓氏笔画排列)

马永升　王定雪　王梅康　史丽娜　刘　静

许建阳　李　静　郝石磊　郝晋东　夏红杰

总主编简介

ZONGZHUBIAN JIANJIE

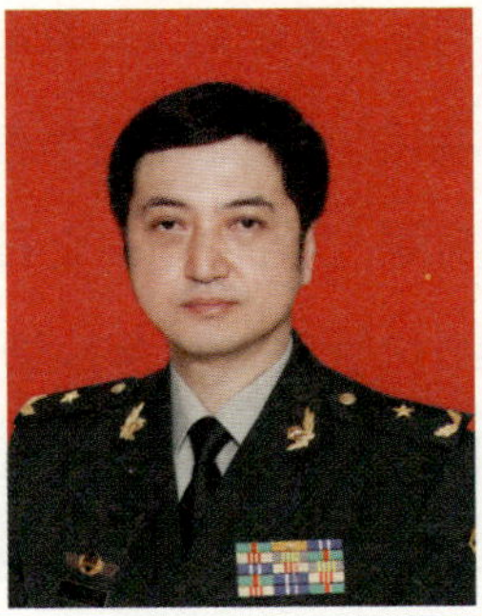

郑静晨，中国工程院院士、国务院应急管理专家组专家、中国国际救援队副总队长兼首席医疗官、中国武警总部后勤部副部长兼武警总医院院长，中国武警总医院现代化医院管理研究所所长。现兼任中国医学救援协会常务副会长、中国医院协会副会长、中国灾害防御协会救援医学会副会长、中华医学会科学普及分会主任委员、中国医院协会医院医疗保险专业委员会主任委员、中国急救复苏与灾害医学杂志常务副主编等，先后被授予“中国优秀医院院长”、“中国最具领导力院长”和“杰出救援医学专家”荣誉称号，2006年被国务院、中央军委授予一等功。

“谦谦为人，温润如玉；激情似火，和善如风”和敬业攀登、意志如钢是郑静晨院士的一贯品格。在他带领的团队中，秉承了“特别能吃苦、特别能学习、特别能合作、特别能战斗、特别能攻关、特别能奉献”的六种精神，瞄准新问题、开展新思维、形成新思路、实现新突破、攻克前进道路上的一个又一个堡垒，先后在现代化医院管理、灾害救援医学、军队卫勤保障、医学科学普及、社会公益救助等领域做出了可喜成就。

在现代化医院管理方面，凭借创新思维实施了“做大做强、以优带强”与“整体推进、重点突破”的学科发展战略，秉承“不图顶尖人才归己有，但揽一流专家为我用”的广义人才观，造就了武警总医院在较短时间内形成肝移植外科、眼眶肿瘤、神经外科、骨科等一批知名学科，推动医疗技术发展的局面。凭借更新理念，实施“感动服务”、“极致化服务”和“快捷服务补救”的新举措，通过开展“说好接诊一句话，温暖病人一颗心”和“学习白求恩，争当合格医务人员”等培训，让职业化、标准化、礼仪化走进医院、走进病区，深化了卫生部提出的开展“三好一满意”活动的实践。凭借“他山之石可以攻玉”的思路，在全军医院较先推行了“标杆管理”、“精细化管理”、“落地绩效管理”、“质量内涵式管理”、“临床路径管理”和“研究型医院管理”等，有力地促进了医院的可持续发展。

在灾害救援医学领域，以重大灾害医学救援需求为牵引，主持建立了灾害救援医学这门新的学科，并引入系统优化理论，提出了“三位一体”救治体系及制定预案、人员配备、随行装备、技能培训等标准化方案，成为组建国家和省（市）救援体系的指导性文件。2001年参与组建了第一支中国国际救援队，并带领团队先后十余次参加国内外重大灾害医疗救援，圆满完成了任务，为祖国争得了荣誉，先后多次受到党和国家领导人的接见。

在推广医学科普上，着眼于让医学走进公众，提高公众的科学素养，帮助公众用科学的态度看待医学、理解医学、支持医学，有效贯通医患之间的隔阂。提出了作为一名专家、医生和医务工作者，要承担医学知识传播链中“第一发球员”的神圣职责，促使医、患“握手”，让医患关系走向和谐的明天。科普是一项重要的社会公益事业，受益者是全体公民和整个国家。面对科普队伍严重老龄化，科普创作观念陈旧，运行机制急功近利等现象，身为中华医学会科学普及分会主任委员，他首次提出了“公众健康学”、“公众疾病学”和“公众急救学”等概念，并吸纳新鲜血液，培养年轻科普专家，广泛开展学术活动，利用电视和报纸两大载体，加强对灾害救援、现场急救、科技推广、营养指导、健康咨询等进行科普宣传，极大地提高了我国公众的医学科学素养。

在社会公益救助方面，积极响应党中央、国务院、中央军委的号召，发扬人民军队的优良传统，为解决群众“看病难、看病贵”及构建和谐社会，自2005年武警总医院与中国红十字会在国内率先开展了“扶贫救心”活动，先后救助贫困家庭心脏病患儿两千余人。武警总医院由此获得了“中国十大公益之星”殊荣，郑静晨院士获得全国医学人文管理奖。2001年，武警总医院与中华慈善总会联手启动了“为了我们的孩子——救治千名少数民族贫困家庭先心病患儿”行动，先后赴新疆、西藏少数民族地区开展先心病儿童筛查，将有手术适应证的患儿转运北京治疗，以实际行动践行了党的惠民政策，密切了民族感情，受到中央多家主流媒体的跟踪报道。

“书山有路勤为径，学海无涯苦作舟。”郑静晨院士勤奋好学、刻苦钻研，不仅在事业上取得了辉煌成就，在理论研究、学术科研领域也成绩斐然。先后主编《灾害救援医学》《现代化医院管理》《内科循证诊治学》等大型专著5部，发表学术论文近百篇，先后以第一完成人获得国家和省部级科研成果二等奖以上奖7项，其中《重大自然灾害医疗救援体系的创建及关键技术、装备研发与应用》获得国家科技进步二等奖，《国际灾害医学救援系列研究》获得华夏高科技产业创新一等奖，《国内国外重大灾害事件中的卫勤保障研究》获得武警部队科技进步一等奖等。目前，还承担着多项国家、全军和武警科研课题，其中“各种自然灾害条件下医疗救援队的人员、装备标准化研究”为国务院指令性课题。

序一 XU YI

健康是人类的基本需要，人人都希望身心健康。世界卫生组织公布的数据表明，人的健康和寿命状况40%取决于客观环境因素，60%取决于人体自身因素。长期以来，人们把有无疾病作为健康的标准。这个单一的健康观念仅关注疾病的治疗，而忽视了疾病的预防，是一种片面的健康观。

在我国，人口老龄化及较低的健康素养教育水平，构成了居民疾病转型的内在因素，慢性非传染性疾病已经成为危害人民健康的主要公共卫生问题，其发病率一直呈现明显上升趋势。据统计，在我国每年约1000万例各种因素导致的死亡中，以心血管疾病、糖尿病、慢性阻塞性肺病和癌症为主的慢性病所占比例已超过80%，已成为中国民众健康的“头号杀手”。慢性病不仅严重影响社会劳动力的发展，而且已经成为导致“看病贵”、“看病难”的主要原因，由慢性病引起的经济负担对我国社会经济的和谐发展形成越来越沉重的压力，考验着我国的医疗卫生体制改革。

从某种层面理解，作为一门生命科学，医学是一门让人遗憾的学科，大多数疾病按现有的医学水平是无法治愈的。作为医生该如何减少这样的困境和尴尬？怎样才能让广大普通老百姓摆脱疾病、阻断或延缓亚健康而真正享受健康的生活？众所周知，国家的繁荣昌盛，离不开高素质的国民，离不开科学精神的浸染；同样，医学科学的进步和疾病预防意识的提升，需要从提高民众的医学科普素质入手。当前，我国民众疾病预防意识平均高度在世界同等国家范围内处于一个较低水平，据卫生部2010年调查结果显示，我国居民健康素养水平仅为6.48%，其中居民慢性病预防素养最低，在20个集团国中排名居后。因此，我们作为卫生管理者、医务工作者，应该努力提高广大民众的医学科学素养，让老百姓懂得疾病的规律，熟悉自我管理疾病的知识，掌握改变生活方式的技巧，促进和提高自我管理疾病的能力，逐步增强疾病预防的意识，这或许是解决我国医疗卫生体系现在所面临困境的一种很好的方式。中华医学会科学普及分会主任委员郑静晨院士领衔主编的《人生必须知道的健康知识科普系列丛书》，正是本着这样的原则，集诸多临床专家之经验，耗时数载，几易其稿，最终编写而成的。

这套医学科普图书具有可读性、趣味性和实用性，有其鲜明的特点：一是文字通俗易懂、言简意赅，采取图文并茂、有问有答的形式，避免了生涩的专业术语和难解的“医言医语”；二是科学分类、脉络清晰，归纳了专家经验集锦、锦囊妙计和肺腑之言，回答了医学“是什么？”“为什么？”“干什么？”等问题；三是采取便于读者查阅的方式，使其能够及时学习和了解有关医学基本知识，做到开卷有益。

我相信，在不远的将来，随着社会经济的进步，全国人民将逐步达到一个“人人掌握医学科普知识，人人享受健康生活”的幸福的新阶段！

中国医院协会会长 黄洁夫

二〇一二年七月十六日

序二 XU ER

科普——点燃社会文明的火种

科学，是人类文明的助推器；科学家，是科学传播链中的“第一发球员”。在当今社会的各个领域内，有无数位卓越科学家和科普工作者，以他们的辛勤劳动和聪明智慧，点燃了社会文明的火种，有力地促进了社会的发展。在这里，就有一位奉献于医学科普事业的“第一发球员”——中华医学会科学普及分会主任委员郑静晨院士。

2002年6月29日，《中华人民共和国科学技术普及法》正式颁布，明确了科普立法的宗旨、内容、方针、原则和性质，这是我国科普工作的一个重要里程碑，标志着科普工作进入了一个新阶段。2006年2月6日，国务院印发了《全民科学素质行动计划纲要（2006—2010—2020年）》（以下简称《科学素质纲要》）。6年来，《科学素质纲要》领导小组各成员单位、各级政府始终坚持以科学发展观为统领，主动把科普工作纳入全民科学素质工作框架之内，大联合、大协作，认真谋划、积极推进，全民科学素质建设取得了扎扎实实的成效。尽管如此，我国公民科学素质总体水平仍然较低。2011年，中国科协公布的第八次中国公民科学素养调查结果显示，我国具备基本科学素养的公民比例为3.27%，相当于日本、加拿大和欧盟等主要发达国家和地区在20世纪80年代末、90年代初的水平。国家的繁荣昌盛，离不开高素质的国民，离不开科学精神的浸染。所以，科普从来不是纯粹的科学问题，而是事关社会发展的全局性问题。

英国一项研究称，世界都在进入“快生活”，全球城市人走路速度比10年前平均加快了10%，而其中位居前列的几个国家都是发展迅速的亚洲国家。半个多世纪以前，世界对中国人的定义还是“漠视时间的民族”。而如今，在外国媒体眼中，“中国人现在成了世界上最急躁、最没有耐性的地球人”。

人的生命只有一次，健康的生命离不开科学健康意识的支撑。在西方发达国家，每年做一次体检的人达到了80%，而在我国，即使是在大城市，这一比例也只有30%～50%。我国著名的心血管专家洪昭光教授曾指出：目前的医生可分为三种。一种是就病论病，见病开药，头痛医头，脚痛医脚，只治病，不治人。第二种医生不但治病，而且治人，在诊病时，能关注患者心理问题，分析病因，解释病情，同时控制有关危险因素，使病情全面好转，减少复发。第三种医生不但治病和治人，而且能通过健康教育使人群健康水平提高，使健康人不变成亚健康人，亚健康人不变成患者，早期患者不变成晚期患者，使整个人群发病率、死亡率下降。

由郑静晨院士担任总主编的《人生必须知道的健康知识科普系列丛书》的正式出版，必将为医学科普园里增添一朵灿然盛开的夏荷，用芬芳的笑靥化解人间的疾苦折磨，用亭亭的气质点缀人们美好生活。但愿你、我、他一道了解医学科普现状，走近科普人群，展望科普未来，共同锻造我们的医药卫生科技“软实力”。

是为序。

中国科协书记处书记 徐延豪

二〇一二年七月二十一日

序三 XU SAN

“普及健康教育，实施国民健康行动计划”。这是国家《“十二五”规划纲要》中对加强公共卫生服务体系建设提出的具体要求，深刻揭示了开展健康教育，普及健康知识，提高全民健康水平的极端重要性，是建设有中国特色社会主义伟大事业的目标之一，是改善民生、全面构建和谐社会的重要条件和保障，也是广大医务工作者的职责所系、使命所在。

人生历程，生死轮回，在飞逝而过的时光岁月里，在玄妙繁杂的尘世中，面对七情六欲、功名利禄、得失祸福以及贫富贵贱，如何安度人生，怎样滋养健康并获得长寿？是人类一直都在苦苦追问和探寻的命题。为了解开这一旷世命题，千百年来，无数名医大师乃至奇人异士都对健康作了仁者见仁、智者见智的注解。

为此，我们有必要先弄明白什么是健康？其实，在《辞海》《简明大不列颠百科全书》以及《世界卫生组织宪章》等词典文献中，对“健康”一词都作过明确的解释和定义，在这里没有必要再赘述。而就中文语义而言，“健康”原本是一个合成的双音节词，这两个字有不同的起源，含义也有较大的差别。具体地讲，“健”主要指形体健硕、强壮，因此，有健身强体的日常用语。《易经》中“天行健，君子以自强不息”说的就是这个意思；而“康”主要指心态坦荡、宁静，像大地一样宽厚、安稳，因此，有康宁、康泰、安康的惯常说法。孔圣人所讲的“仁者寿、寿者康”阐述的就是这个道理。据此，我的理解是“健”与“康”体现了中国文化的二元共契与两极互动，活脱就像一幅阴阳互补、和谐自洽的太极图：健是张扬，是亢奋，是阳刚威猛，强调有为进取；康是温宁，是收敛，是从容绵柔，强调无为而治。正如《黄帝内经》的《灵枢·本神》篇里所讲的“智者之养生也，必顺四时而适寒暑，和喜怒而安居处，节阴阳而调刚柔，如是，则避邪不至，长生久视”那样，才能使自己始终处于一个刚柔相济、阴阳互补的平衡状态，从而达到养生、健康、长寿的目的。而至于那种认为“不得病就意味着健康”的认识，是很不全面的。因为事实上，人生在世，吃五谷杂粮，没有不得病的。即使没有明显的疾病，每个人对健康与否的感觉也具有很大的主观性和差异性。换句话说，觉得身体健康，不等于身体没病。《健康手册》的作者约翰·特拉维斯就曾经说过：“健康的人并不必须是强壮的、勇敢的、成功的、年轻的，甚至也不是不得病的。”所以，我认为，健康是相对的、动态的，是身体、心灵与精神健全的完美结合和综合体现，是生命存在的最佳状态。

如果说长寿是人们对于明天的希冀，那么健康就是人们今天需要把握的精彩。从古到今，人们打破了时间和疆界的藩篱，前赴后继，孜孜以求，在奔向健康的路上，王侯将相与布衣白丁，医生、护士与患者无不如此。从“万寿无疆”到“永远健康”，这里除了承载着一般人最原始最质朴的祈求和祝愿外，也包含了广大民众对养生长寿之道的渴求。特别是随着社会的进步、经济的发展、人们生活水平和文明程度的提高，健康已成为当下大家最为关注的热点、难点和焦点问题，一场全民健康热、养生热迅速掀起。许多人想方设法寻访和学习养生之道，有的甚至道听途说，误入歧途。对此，我认为当务之急就是要帮助大家确立科学全面的养生观。其实，古代学者早就提出了“养生贵在养性，而养性贵在养德”的理论。孔子在《中庸》中提出“修生以道，修道以仁”，“大德必得其寿”，讲的就是有高尚道德修养的人，才能获得高寿。而唐代著名禅师石头希迁（又被称为“石头和尚”）无际大师，91岁时无疾而终。他曾为世人开列的“十味养生奇方”中的精要就在于养德。他称养德“不劳主顾，不费药金，不劳煎煮”，却可祛病健身，延年益寿。德高者对人、对事胸襟开阔，无私坦荡，光明磊落，故而无忧无愁，无患无求。身心处于淡泊宁静的良好状态之中，必然有利于健康长寿。而现代医学也认为，积德行善，乐于助人的人，有益于提高自身免疫力和心理调节力，有利于祛病健身。由此，一个人要想达到健康长寿的目的，必须进行科学全面的养生保健，并且要清醒地认识到：道德和涵养是养生保健的根本，良好的精神状态是养生保健的关键，思想观念对养生保健起主导作用，科学的饮食及节欲是养生保健的保证，正确的运动锻炼是养生保健的源泉。

“上工不治已病治未病”，意思是说最好的医生应该预防疾病的发生，做到防患于未然。这是《黄帝内经》中最先提出来的防病养生之说，是迄今为止我国医疗卫生界所遵守的“预防为主”战略的最早雏形。其中也包含了宣传推广医学科普知识，倡导科学养生这一中国传统健康文化的核心理念。然而，实事求是地讲，近些年来，在“全民养生”的大潮中，相对滞后的医学科普宣传，却没能很好地满足这一需求。以至于出现了一个世人见怪不怪的现象：内行不说，外行乱说；不学医的人写医，不懂医的人论医。一方面，老百姓十分渴望了解医学防病、养生保健知识；另一方面，擅长讲医学常识、愿意写科普文章的专家又太少。加之，中国传统医学又一直信奉“大医隐于民，良药藏于乡”的陈规，坚守“好酒不怕巷子深”的陋识，由此，就为那些所谓的“神医大师”们粉墨登场提供了舞台和机会。可以这么说，凡是“神医大师”蜂拥而起、兴风作浪的时候，一定是医疗资源分配不均、医学知识普及不够、医疗专家作为不多的时候。从2000年到2010年，尽管“邪门歪道”层出不穷，但他们骗人的手法却如出一辙：出书立传、上节目开讲坛，乃至卖假药卖伪劣保健品，并冠以“国家领导人保健医生”、“中医世家”、“中医教授”等虚构的身份、虚构的学历掩人耳目，自欺欺人。这些乱象的出现，我认为，既有医疗体制上的多种原因，也有传统文化上的深刻根源，既是国人健康素养缺失的表现，更是广大医务工作者没有主动作为的失职。因此，我愿与同行们在痛定思痛之后，勇敢地站出来，承担起维护医学健康的社会责任。

无论是治病还是养生，最怕的是走弯路、走错路，要知道，无知比疾病本身更可怕。世界卫生组织前总干事中岛宏博士就曾指出：“许多人不是死于疾病，而是死于无知。”综观当今医学健康的图书市场，养生保健类书籍持续热销，甚至脱销。据统计，在2009年畅销书的排行榜上，前20名中一半以上与养生保健有关。到目前为止，全国已有400多家出版社出版了健康类图书达数千种之多。而这其中，良莠不齐，鱼目混珠。鉴于此，出于医务工作者的良知和责任，我们以寝食难安的心情、扬清激浊的勇气和正本清源的担当，审慎地邀请了既有丰富临床经验又热衷于科普写作的医疗专家和学者，共同编写了这套实用科普书籍，跳出许多同类书籍中重知识宣导、轻智慧启迪，重学术堆砌、轻常识普及，重谈医论病、轻思想烛照的束缚，从有助于人们建立健康、疾病、医学、生命认识的大视野、大关怀、大彻悟的目的出发，以常见病、多发病、意外伤害、诊疗手段、医学趣谈等角度入手，系统地介绍了一系列丰富而权威的知病治病、自救互救、保健养生、康复理疗的知识和方法，力求使广大读者一看就懂、一学就会，从而相信医学，共享健康 。

最后，我想坦诚地说，单有健康的知识，并不能确保你一生的健康。你的健康说到底，还是应该由自己负责，没有任何人能替代。你获得的知识、学到的技巧、养成的习惯、作出的选择以及日复一日习以为常的生活方式，都会影响并塑造你的健康和未来。因此，我们必须从现在开始，并持之以恒地付诸实践、付诸行动。

以上就是我们编写此书的初衷和目的。但愿能帮助大家过上一种健康、幸福、和谐、美满的生活，使我们的生命更长久！

武警总医院院长 郑静晨

二〇一二年七月于北京

前言 QIANYAN

生活在当今社会这个高消费、快节奏、重压力的环境下，许多人忙于工作，忙于家务，忙于应酬，无暇顾及自身的健康，整天拖着疲惫的身心被动应付，却不知自己的健康账户正在逐渐透支，而医疗费用又在逐年上升。由此可见，掌握一些物理保健知识对现代人来说显得尤其重要。为了人间无病愁，更为世人皆长寿，我们组织人员编写了这本《理疗医学》。

物理治疗就是利用人工或自然界物理因素作用于人体，使之产生有利的反应，达到预防和治疗疾病的目的，是康复治疗的重要内容。

物理因素通过对局部的直接作用，和神经、体液的间接作用引起人体反应，调整血液循环，改善营养代谢，提高免疫功能，调节神经系统功能，促进组织修复，因而消除致病因素，改善病理过程，达到治病目的。常用人工物理因素有电、光、声、磁、温度和机械力等。理疗在临床中应用广泛，如急、慢性炎症，急、慢性损伤，肢体运动功能障碍，疼痛症候群，内脏器官功能失调等。

本书从科普医学的角度，介绍了物理治疗的原理、方法、适应证和常见病的物理治疗。本书具有内容翔实，涉及面广，针对性强，语言流畅、贴切和实用的特点，具有很强的知识性、实用性和可读性。打开本书，把简单有效的理疗方法带进衣食住行，你会发现仿佛踏上了一条轻松愉快的物理治疗之路，可以在随意的走走看看中就能收获很多实用而健康的生活知识。

由于本作者知识所限，文中一定有错误或者不妥之处。希望广大读者能够及时提出批评和建议，以便我们在本书修订或再版时进行改进。

许建阳
二〇一四年十月

C 目录
CONTENTS

探寻理疗世界

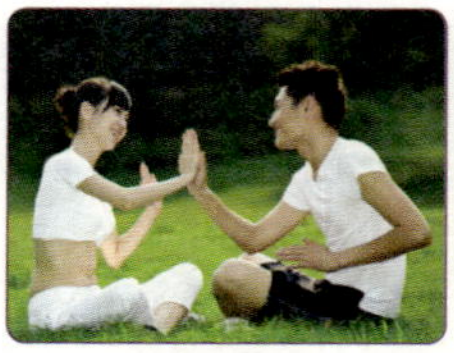

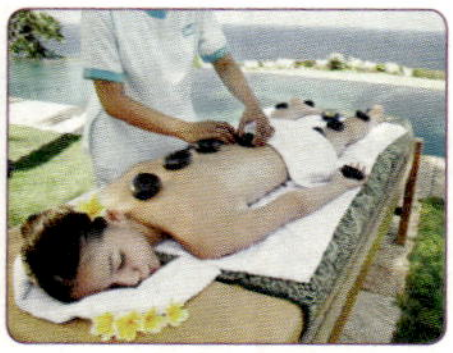

理疗呵护您的健康

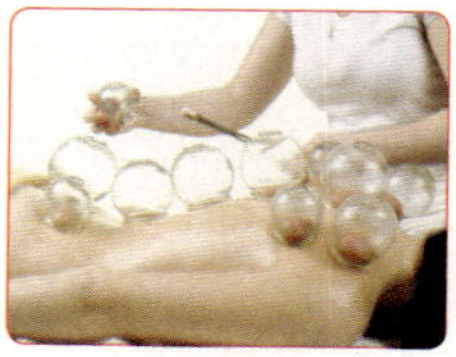

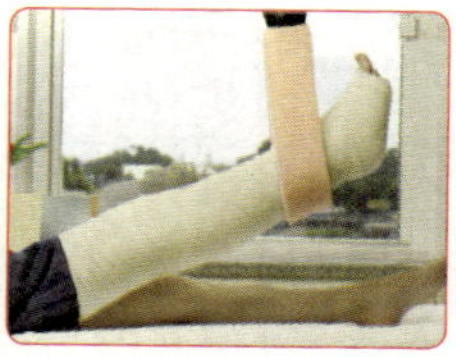

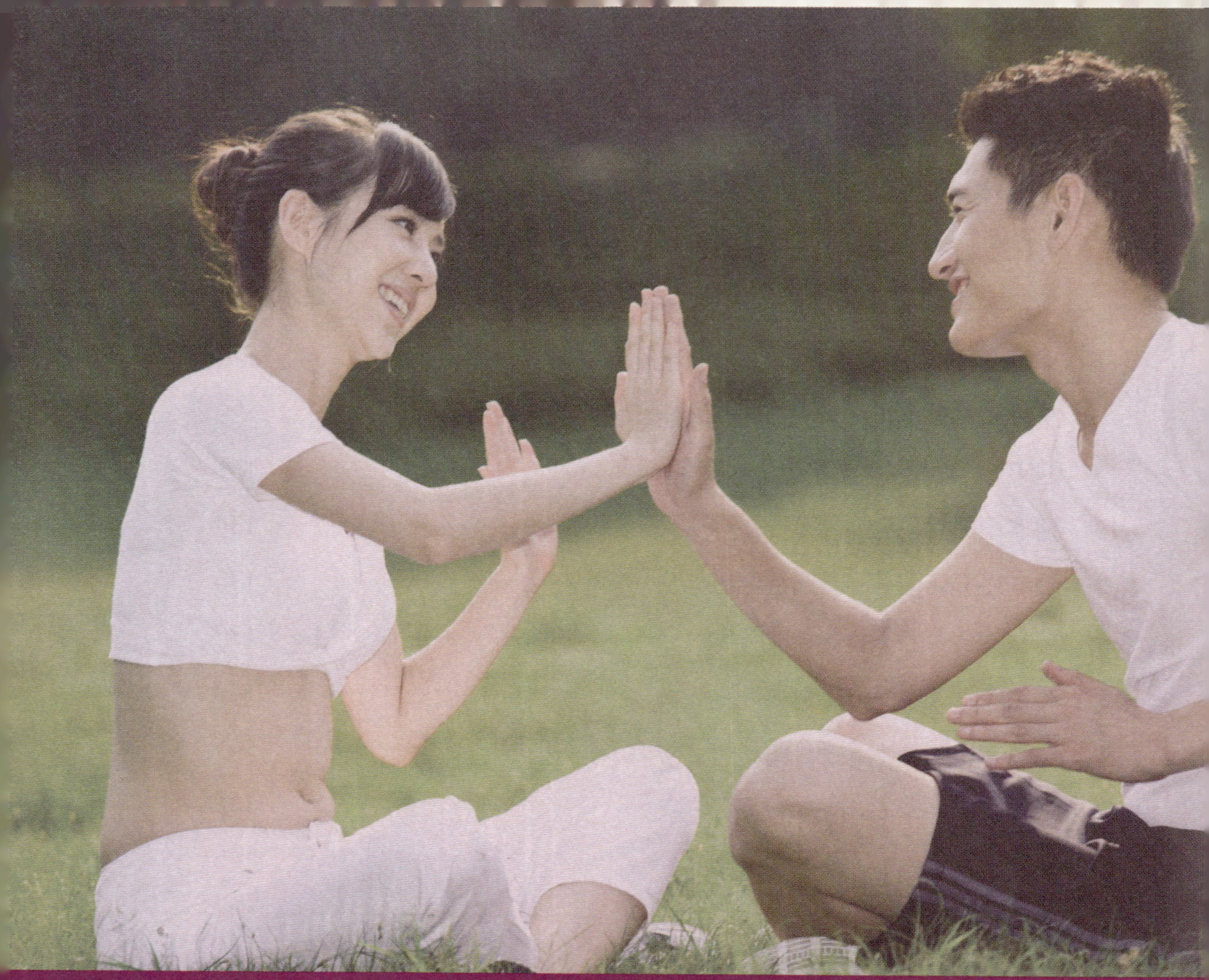

TANXUN LILIAO SHIJIE

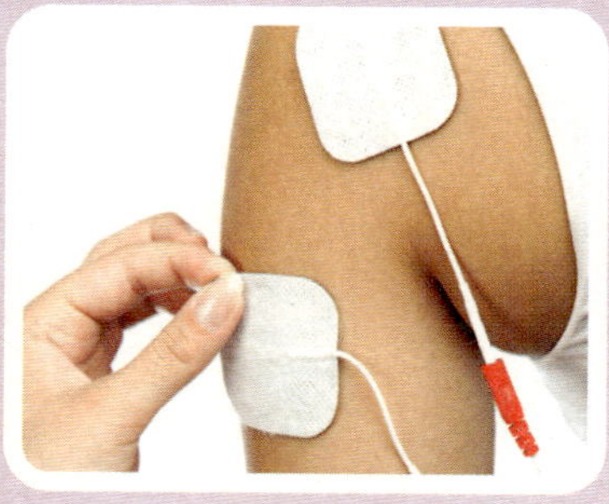
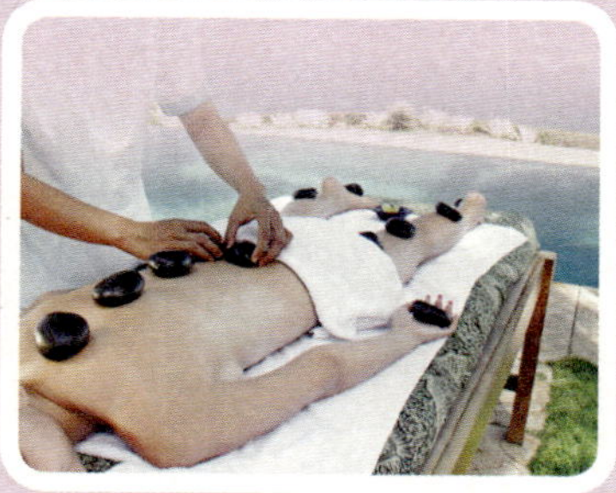
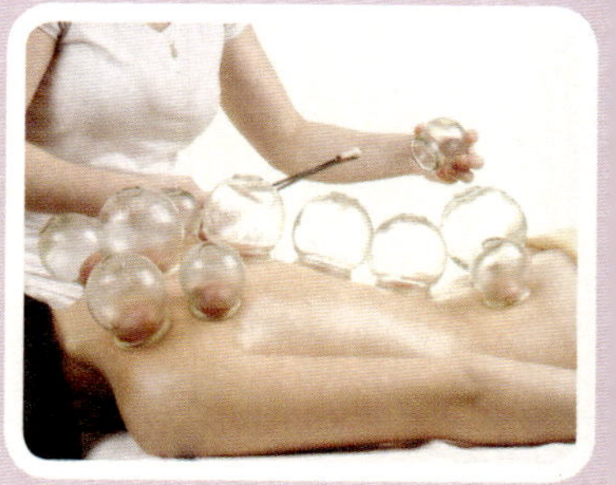

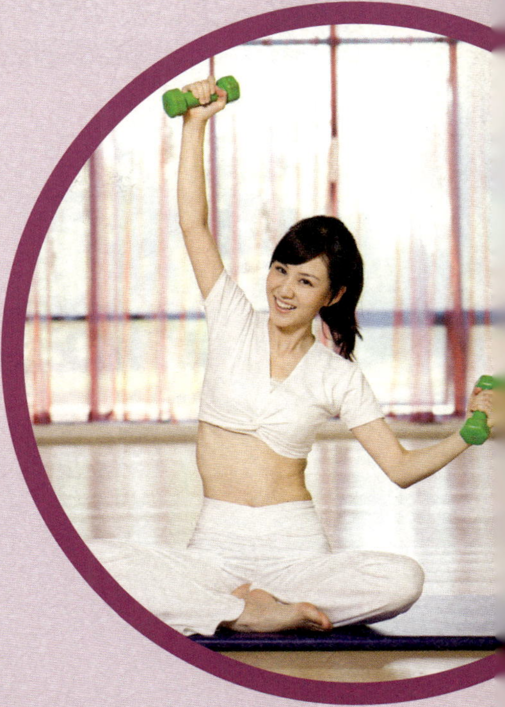

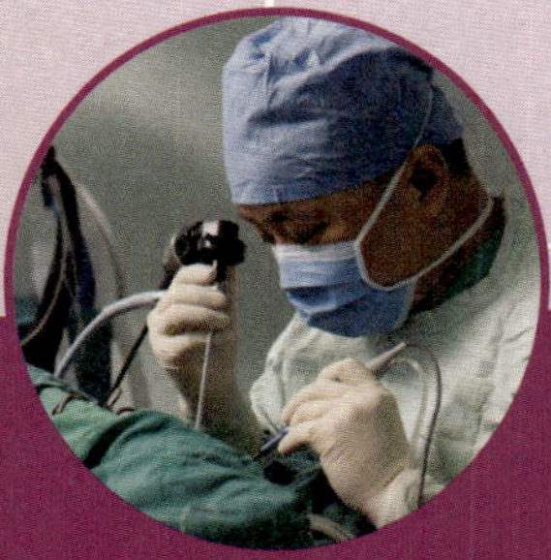

探寻理疗世界

说说理疗家族的各成员及作用机制

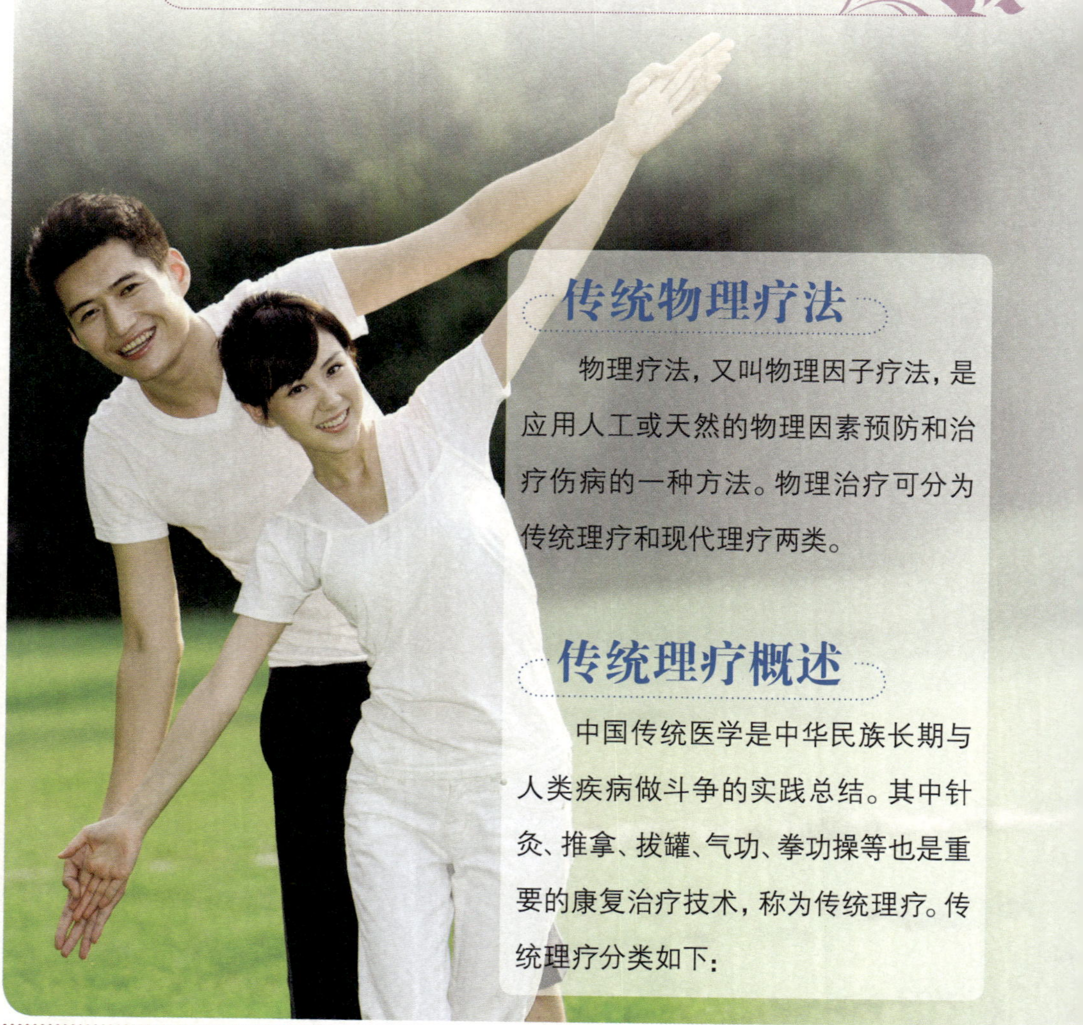

传统物理疗法

物理疗法，又叫物理因子疗法，是应用人工或天然的物理因素预防和治疗伤病的一种方法。物理治疗可分为传统理疗和现代理疗两类。

传统理疗概述

中国传统医学是中华民族长期与人类疾病做斗争的实践总结。其中针灸、推拿、拔罐、气功、拳功操等也是重要的康复治疗技术，称为传统理疗。传统理疗分类如下：

(1)针灸

针灸是针刺与灸的合称。①针刺：指将特制的金属针刺入人体的某些穴位治疗疾病的方法。因针具或使用方法的不同分为毫针、三棱针、皮内针、梅花针、头针、耳针等。②灸：将艾叶加工成艾柱或艾条对人体的某些穴位施行热灼或温熏治疗疾病的方法。因使用方法的不同可分为艾条灸、天灸、线香灸、温筒灸、温针灸、艾柱灸（直接灸，如无瘢痕灸、瘢痕灸；间接灸，如隔姜灸、隔盐灸、隔蒜灸、隔附子灸）等。

(2)推拿

又称按摩，是用各种手法在人体体表上施行操作的一种防治疾病的治疗方法。有基本手法、复合手法，还可点穴按摩、捏脊等。

(3)拔罐

是将杯罐内的空气用燃烧或抽出的方法使其为负压而紧紧吸附于皮肤上治疗疾病的方法。有陶罐、竹罐、玻璃罐等。

(4)拳功操

具有医疗和保健的功效。主要为气功、太极拳、五禽戏、八段锦、瑜伽等。

(5)中药外治

将中药外用而达到治疗疾病的方法。有药浴（熏、洗、泡等）、贴（膏药、药末等）、热疗（中药局部热敷、盐热敷等）等。

现代理疗概述

现代理疗是应用人工或天然的物理因子预防和治疗疾病的方法。天然的物理因子如日光浴、森林浴、海水浴、泥疗、沙疗、气候疗法、洞穴疗法等。人工物理因子除前面介绍的运动疗法与机械力外，常用的物理因子还包括电、光、热、声、磁等。

（1）电疗法

应用电治疗疾病的方法称为电疗法。根据所采用电流的频率不同，电疗法通常分为以下三大类。

①低频电疗法：医学上通常把频率1000赫兹以下的脉冲电流称为低频电流或低频脉冲电流。运用低频脉冲电流治疗疾病的方法称为低频电疗法，包括直流电疗法、直流电药物离子导入疗法（简称药物离子导入）和各种低频电疗法（包括低频脉冲、神经肌肉电刺激疗法、经皮电刺激神经疗法等）。

②中频电疗法：应用频率1000~100000赫兹的脉冲电流治疗各种疾病的方法，称为中频电疗法。包括干扰电疗法、等幅正弦中频电疗法、调制中频电疗法等。

③高频电疗法：应用频率为100千赫~300000兆赫兹，波长为3000~1毫米的高频电疗或其所形成的电场、磁场或电磁场治疗疾病的方法称为高频电疗法。医用高频电按照波长和频率分为长波、中波、短波、超短波、微波5个波段。常用的有短波疗法、超短波疗法、微波疗法。

（2）光疗法

光疗法是利用人工的红外线、紫外线、激光等防治疾病和促进机体康复的方法。其中红外线可改善局部血液循环，促进炎症消散，加速伤口愈合，减轻术后粘连，软化瘢痕等。紫外线主要用于消毒杀菌，改善伤口的血液循环，刺激并增强机体免疫功能（防治感冒），镇痛，防治和治疗佝偻病、软骨病等。激光疗法根据不同的激光种类，可以用于激光手术，以及慢性伤口、溃疡的愈合和过敏性鼻炎等。

（3）超声波疗法

超声波是指频率在2000赫兹以上，不能引起正常人听觉反应的机械振动波。将超声波作用于人体以达到治疗目的的方法称为超声波疗法。频率500~2500千赫的超声波有一定的治疗作用。现在理疗中常用的频率一般为800~1000千赫。

近年来，超声波疗法的使用范围日益广泛，已远远超过理疗科原来的一般疗法，如超声治癌、泌尿系碎石及口腔医学的应用等，因此超声波疗法的概念分为广义的（包括各种特殊超声疗法）及狭义的（指理疗科常用的无损伤剂量疗法）两种。同时随着现代科学技术的进步，超声波不仅用于治疗，还广泛用于诊断、基础及实验医学。

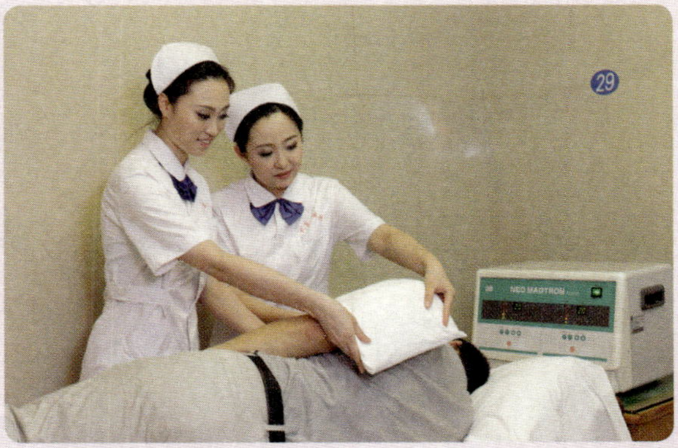

磁场疗法

（4）磁场疗法

磁场疗法，又称磁疗法、磁穴疗法，是让磁场作用于人体一定部位或穴位，以治疗疾病的方法。磁场疗法按磁场的类型和作用方式可分为静磁场疗法、动磁场疗法、磁针疗法、磁处理水疗法等。

（5）温热疗法

温热疗法主要靠各种热源对机体产生的温热作用，对皮肤产生的机械压迫作用和所含某些化学成分来治病。温热疗法是运用加热的泥、蜡、蒸汽等天然的（或人工的）物理因子治疗疾病的方法。在治疗过程中，加热后的泥和蜡、蒸汽等热源冷却过程中所放出的热量逐渐传给人体以治疗疾病。

温热疗法包括蜡疗法、泥疗法、蒸汽浴疗法、热熨疗法以及坎离砂疗法等。温热疗法具有止痛，促进血液、淋巴液循环，改善组织营养，减轻水肿，软化瘢痕，加速炎症的消散、吸收，刺激上皮组织生长，以及加速组织再生等作用。温热疗法取材简单，疗效好，无须特殊设备，可在医疗部门、也可在家中进行治疗，因此是值得推广的好方法。

（6）冷疗法

冷疗法是应用低于人体温度的低温（但要高于0℃）以治疗疾病的方法。常用的制冷源有冷水、冰水、冰块、氯乙烷等。

（7）水疗法

水疗法是利用水的温度、压力、浮力、阻力等物理元素和化学有效成分，通过不

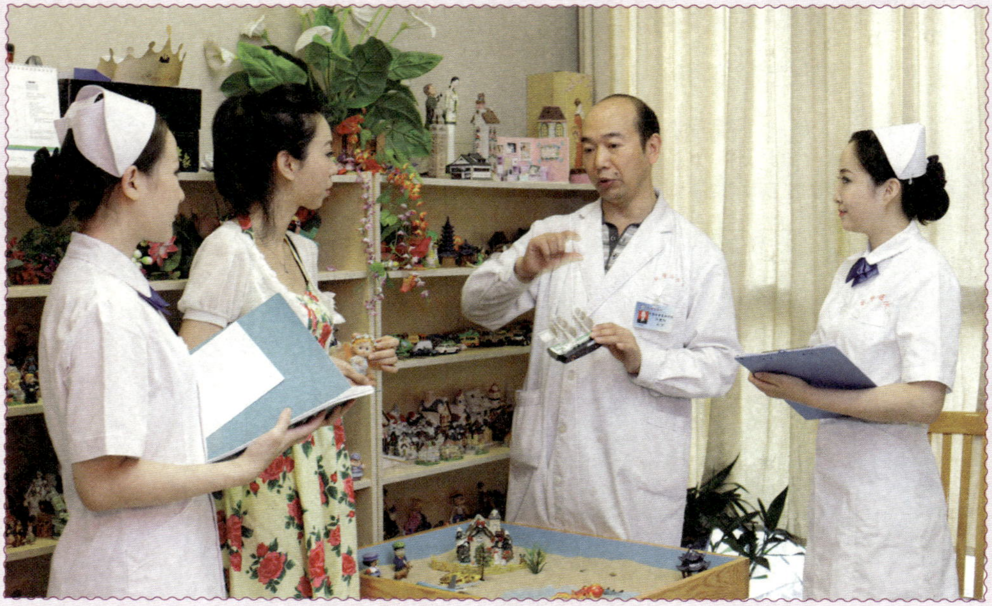

同方式作用于人体，以达到缓解患者症状或改善功能等目的的一种康复疗法。水疗法可分为淋浴、盆浴、药浴、漩涡浴、气泡浴、水中运动等。

(8)生物反馈疗法

生物反馈疗法是应用生物反馈仪，把患者的生理情况进行记录，然后转化为声音或光线信号，训练患者利用反馈信息，调整自己的躯体功能的疗法。常用的生物反馈治疗设备有肌电反馈仪、皮肤湿度反馈仪、脑电反馈仪及脉搏反馈仪等。

理疗的作用机制

理疗所起的作用是多方面的。理疗不仅作用于表浅组织，而且还能够治疗关节、肌肉、神经及内脏的炎症或其他病变。在许多疾病的治疗中，如果能及时而合理地应用理疗，就会加强药物对病变局部的作用，促进吸收，有利于缩短症状的缓解过程及防止或纠正后遗症。理疗作为一种主要的或辅助的治疗手段，常用于急性和慢性病，以及器质性或功能性疾病的治疗及康复。

（1）直接作用

①对组织器官方面的直接作用：理疗对组织器官的直接作用有直流电场内的离子移动，高频电磁场促使偶极分子振荡，低中频脉冲电流刺激运动神经元引起肌肉收缩反应，超声波的振荡按摩作用，高能量激光治疗疣、胎痣、血管瘤以及电解拔毛等。

②对致病因子的直接作用：紫外线能杀灭细菌、真菌、病毒；微波、超短波有直接杀菌和抑制细菌繁殖的作用。对急性炎症可选用紫外线、微波、超短波疗法；对亚急性或慢性炎症可选用短波、红外线疗法。

③对组织作用的深度：物理因子作用人体后，能量被身体吸收。吸收多少取决于组织的形态、性质、化学成分及生物物理性能、部位深浅等条件。如紫外线仅能被皮肤吸收，穿透力很弱；超短波则可以深透身体。

（2）间接作用

①神经反射作用：神经反射作用是间接作用，是理疗的主要作用机制。物理因子能调节人体各种感受器的兴奋性，并通过全身性反射、轴突反射、节段反射而产生效应，即借机体的反射作用和防御性反应，保持和恢复生理平衡，从而消除病理的过程。

②体液作用：不同的物理因子作用于人体后可引起一系列物理和化学变化，其产物可通过体液系统而产生局部或全身作用。

③经络作用：物理因子作用于人体的经络、穴位而发生的独特治疗效应。

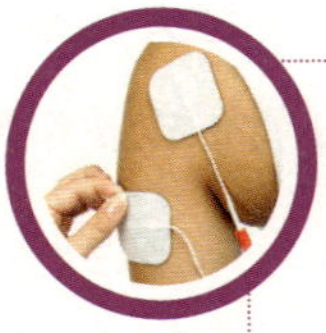

想要消炎，找电疗

电疗法概述

电疗法，是应用电能作为治疗疾病的一种方法。随着物理学、化学、电工学及电子学的发展，在生理学、电生理学和临床医学的基础上，将各种性质（不同形式、持续时间、频率、波形等）的电流应用到理疗上来，构成了现代的电疗学，成为理疗学中的一个重要部分。

每一种电流由于其物理性质的不同，当它们作用于人体时，在组织中产生各种不同的复杂的物理化学过程，并由此使人体产生其特有的生理反应而起到治疗作用。

电疗法包括直流电疗法、低频电疗法、中频电疗法、高频电疗法。直流电疗法包括直流点击和直流药物离子导入法；低频电疗法包括神经肌肉点刺激疗法、功能性电刺激疗法、经皮神经电刺激疗法等；中频电疗法包括干扰电疗法、调制中频电疗法等；高频电疗法包括短波疗法、超短波疗法、微波疗法等。电疗法对人体炎症有一定的作用，其最主要为超短波疗法。而今天我们所讲的是超短波。

超短波概述

超短波波长范围10～1米，频率30～300兆赫兹，它是以超高频交流电作用人体，以达治疗目的。同时，由于超短波波长短，频率高，超短波电流很容易通过电介质，故治疗时电极不直接接触皮肤。

超短波之电流曲线一般为连续式，电流振荡是连续的；另一种为脉冲式超短波电流，是在连续超短波电流基础上加以低频脉冲调制和放大，形成一种间断的一般为矩形的超短波电流。其脉冲频率通常为100～1000赫，持续时间为1～100微秒，间断时间为1～10秒，脉冲最大功率为1～20千瓦，即相当于普通连续式超短波电流的数十倍。连续式超短波所产生的热能要比脉冲式的大得多。许多学者认为脉冲式超短波对人体的作用主要基于脉冲群的振荡效应。治疗时一般无热感。

超短波对炎症的治疗作用

超短波能改善电场内组织的血液循环、增强组织代谢、促进炎症渗出物和水肿的吸收。采用不同剂量的高频电流可治疗慢性炎症、亚急性炎症或急性炎症（化脓性炎症、病毒性炎症、结核性炎症）。它可使局部小血管持久扩张，加速血液循环，从而改善营养物质对组织的供给，增加白细胞和抗体对组织的供给，网状内皮系统活性增高、吞噬细胞的数量与吞噬能力增强，均有利于组织免疫力的增强。在超短波作用下，血管通透性改善，有利于炎症产物、细菌毒素和代谢废物的消除排泄以及水肿的消散，亦可减轻由于水肿所引起的张力性疼痛。超短波可抑制感觉神经的传导，干扰阻断痛觉冲动的传导，从而达到缓解疼痛的效果。超短波作用时，炎症组织中的Ca^{2+}浓度增高，K^{+}浓度降低，伤口分泌物的pH增高，有利于炎症的吸收，减弱对组织的刺激。超短波对细菌的生长繁殖有抑制作用。超短波可使纤维素渗出增多，肉芽生长加速，有利于炎症的局限和伤口溃疡的修复愈合。因此在炎症早期应用无热量的连续超短波或脉冲超短波治疗，均可以镇痛，消肿，促使炎症局限吸收；炎症已有化脓倾向时，超短波可促使炎症局限、吸收，化脓成熟，坏死组织脱落；在炎症后期则可加速炎症残余浸润吸收，伤口肉芽生长，加速愈合。所以人体有炎症时，一定要记得找超短波电疗法，让你能更加健康。

超短波疗法的主要适应证和禁忌证有哪些

主要适应证

（1）超短波广泛应用于一切炎症过程：如软组织、关节、骨骼、五官、胸腹腔脏器、神经系统、生殖器等的炎症，对急性亚急性炎症效果更好。特别对化脓性炎症疗效显著，早期应用可使炎症加速消退不致化脓，当已有组织坏死时应用则可使炎症局限化，加速脓肿成熟、破溃；在破溃或切开引流畅通情况下应用，可促使坏死组织脱落肉芽组织生长，加速伤口愈合。超短波对急性软组织感染治疗，不但可缩短疗程，提高治愈率，同时可减少手术的机会。如果用超短波结合抗生素治疗急性化脓性炎症时，其疗效明显比单纯应用一种为高，有的报道二者合并治疗较单用抗生素治疗，可将药量减半。

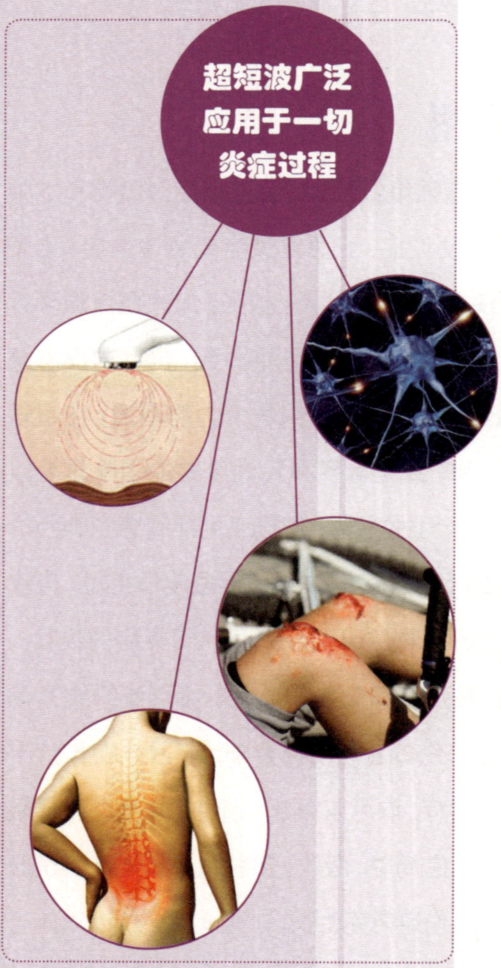

常用于疖、痈、脓肿、蜂窝组织炎、急性化脓性乳腺炎、淋巴结炎、淋巴管炎、化脓性副鼻窦炎、中耳炎、扁桃腺炎、喉炎、急性肺炎、支气管炎、胸膜炎、肺脓肿、骨髓炎、阑尾炎、阑尾脓肿、盆腔炎、附睾炎等。苏联学者提出头

面部疖、痈，如不采用超短波治疗是治疗上的错误，由此可见超短波在治疗急性化脓性炎症中的重要地位。其次对小儿慢性肺炎，超短波也是综合疗法中重要措施之一，有良好的效果但疗程较长。我们发现对炎症引起的小儿肺不张，综合应用超短波能加速肺部炎症消退和肺不张消失。此外对一些非化脓性炎症超短波也有较好疗效，如脊髓灰白质炎和急性横贯性脊髓炎早期、间质性肺炎、卡他性中耳炎、视网膜脉络膜炎、流行性腮腺炎、传染性肝炎、滑囊炎、肌炎、神经炎、神经根炎、大脑炎等结合药物或一般疗法均能提高疗效。

（2）疼痛性疾病：如神经痛、烧灼性神经痛、肌痛、幻肢痛。

（3）血管运动神经和一些自主神经功能失常的疾病：如症状性高血压（Ⅰ–Ⅱ期）、闭塞性脉管炎、雷诺氏病、支气管炎、哮喘、胃肠功能低下、痔疮、结肠炎、膀胱炎、直肠痉挛、胃贲门痉挛、食管痉挛大多有良好的疗效。此外对急性亚急性肾炎、急性肾功衰竭引起的少尿症或无尿症疗效显著。

（4）各期冻伤：超短波治疗冻伤有明显效果。Ⅰ、Ⅱ期冻伤，甚至Ⅲ期冻伤并伴有坏死者均适合用超短波治疗。但必须用弱剂量（微热量或无热量6～12分钟），可以加速消炎，消除水肿，并能预防坏疽的发

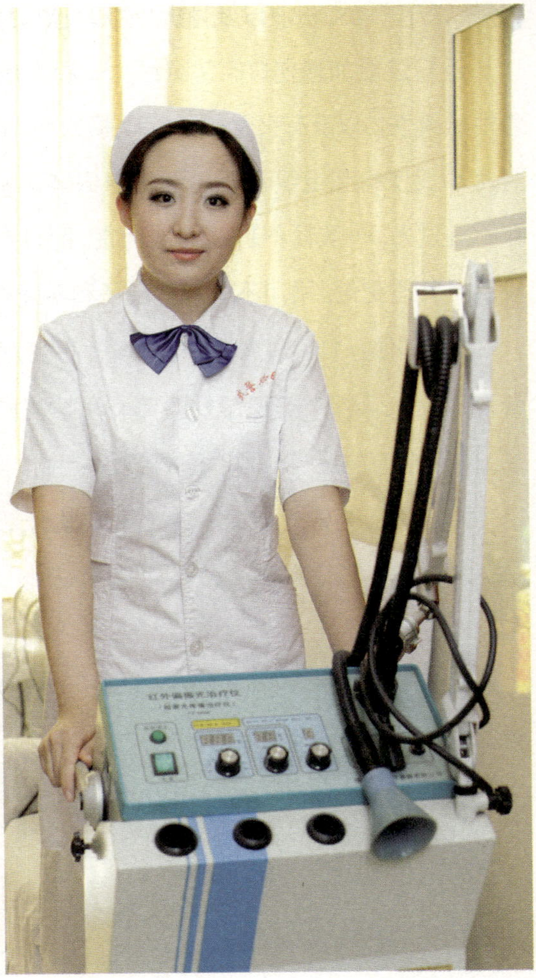

生和发展，苏联卫国战争医疗经验证明：综合应用超短波疗法是治疗冻伤的有效方法，发现在局部用超短波治疗2~3次后（无热量），即可使水肿减轻、疼痛消失、全身情况改善、再生过程加速，并能减少冻伤引起的感染坏死等的并发症。有人提出治疗冻伤的方案：①第Ⅰ度冻伤：采用局部超短波治疗（无热量或微热量）。②第Ⅱ度冻伤：超短波局部治疗加上相应脊髓节段（颈或腰）及交感神经节治疗。③第Ⅲ度冻伤：局部病灶部位超短波治疗。

（5）各种创伤伤口及溃疡：超短波能加速各种创伤反应的消退，如疼痛、肿胀、血肿、关节积血、积液以及骨折，脱臼复位后肿胀等。

超短波能加速伤口肉芽组织生长和炎症的消退、促使伤口愈合，特别对急性亚急性感染伤口以及有大量软组织缺损的伤口效果显著。但由于超短波多次作用后有脱水和促使肉芽组织及新生上皮组织老化坚硬的作用，所以连续应用超短波的次数不宜过多，一般以不超过15次为宜，而且对感染伤口的理疗亦根据对不同发病阶段不同病理变化，采用不同物理因子和不同剂量的治疗原则。

（6）其他：①超短波脑下垂体法，可治疗支气管哮喘，慢性溃疡性结肠炎、月经紊乱、痛经、阳痿、类风湿性关节炎和某些皮肤病等。②超短波作用颈交感神经节或颈胸腰交感神经节，可治疗局部或全身性神经性皮炎，圆形脱发及某些与神经因素有关的湿疹有较好效果。③超短波胰腺部位电疗（小剂量、多次治疗）可治疗糖尿病，特别对小儿糖尿病有较好的效果。

禁忌证

有出血倾向者、低血压、心力衰竭、活动性结核、恶性肿瘤（一般剂量为禁忌）、装起搏器及心瓣膜置换者。

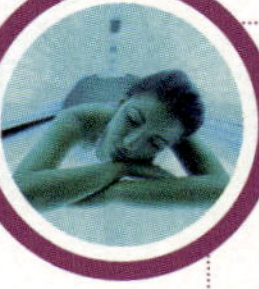

见证“奇迹”的光疗法

什么是光疗法

光疗法是利用日光或人工光线（红外线、紫外线、可见光线、激光）防治疾病和促进机体康复的方法。日光疗法已划入疗养学范畴。理疗学中的光疗法是利用人工光辐射防治疾病的方法，一般可分为红外线、可见光线、紫外线和激光等疗法。

红外线的妙用

红外线治疗作用的基础是温热效应。在红外线照射下，组织温度升高，毛细血管扩张，血流加快，物质代谢增强，组织细胞活力及再生能力提高。红外线治疗慢性炎症时，改善血液循环，增加细胞的吞噬功能，消除肿胀，促进炎症消散。红外线可降低神经系统的兴奋性，有镇痛、解除横纹肌和平滑肌痉挛以及促进神经功能恢复等作用。在治疗慢性感染性伤口和慢性溃疡时，改善组织营养，消除肉芽水肿，促进肉芽生长，加快伤口愈合。红外线照射有减少烧伤创面渗出的作用。红外线还经常用于治疗扭挫伤，促进组织肿胀和血肿消散以及减轻术后粘连，促进瘢痕软化，减轻瘢痕挛缩等。

主要适应证：风湿性关节炎、慢性支气管炎、胸膜炎、慢性胃炎、慢性肠炎、神经根炎、神经炎、多发性末梢神经炎、痉挛性麻痹、弛缓性麻痹、周围神经外伤、软组织外伤、慢性伤口、冻伤、烧伤创面、褥疮、慢性淋巴结炎、慢性静脉炎、注射后硬结、术后粘连、瘢痕挛缩、产后缺乳、乳头裂、外阴炎、慢性盆腔炎、湿疹、神经性皮炎、皮肤溃疡等。

可见光线的妙用

可见光线视觉器官可影响代谢过程，加强氧的吸收和二氧化碳的排泄。红色、橙色、黄色可引起呼吸加快、加深及脉率增加，绿色、蓝色、紫色可引起相反的改变，紫光和蓝光照射可降低神经的兴奋性，红光可明显提高神经的兴奋性，黄光和绿光则没有明显的影响。同时可见光线可提高皮肤的感受性，影响人的神经精神活动性；蓝光、绿光、特别是紫光可明显减缓精神的反应过程，而红光可使精神振奋。对患核黄疸的新生儿用光或白光照射其皮肤时，血清中胆红素含量下降，皮肤退黄。胆红素对光线吸收最佳的部分波长为420~460纳米，即蓝紫光。其吸收蓝紫光后，通过一系列的光化学变化，最后形成一种水溶性低相对分子质量的产物，由尿排出体外。

主要适应证：红光照射适用于面神经炎（急性期），急性扭挫伤，急性上颌窦炎，产后会阴撕裂等。蓝光照射可用于治疗急性湿疹，急性皮炎，灼性神经痛，三叉神经痛，皮肤感觉过敏等。蓝紫光照射可治疗新生儿核黄疸。

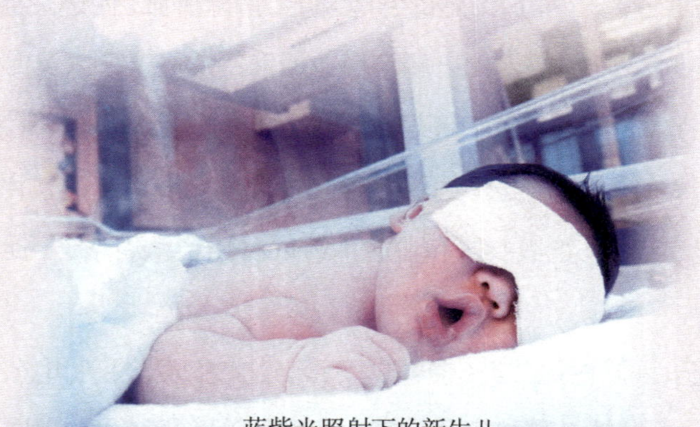

蓝紫光照射下的新生儿

紫外线的妙用

根据不同的治疗目的可用不同的紫外线照射剂量，达到不同的红斑反应。一次照射的面积和总照射次数亦不相同。一般常用的照射方法有以下两种。

(1) 红斑量紫外线照射法

①增强防卫功能。当机体受到超过生理水平的刺激时，就要动员防卫功能。红斑剂量的紫外线照射是一种较强的刺激，故可以起到动员机体防卫功能的作用。紫外线照射后产生组胺、类组胺等生物学高活性物质，经血液循环可作用到交感神经系统和垂体—肾上腺系统，因此，在一定程度上可加强全身性的适应和防卫功能。在红斑部位的皮肤可加强其障壁功能，因而可提高对各种不良刺激的抵抗力。

②抗炎作用。红斑剂量紫外线照射首先可加强红斑部位的血液和淋巴循环，加强新陈代谢，使组织温度升高，进一步动员皮肤内巨噬细胞系统的功能，增加抗体的生成，提高组织细胞活性，加强巨噬细胞的吞噬机能，使白细胞数量增加，且吞噬机能加强。近年关于紫外线治疗肺炎作用机理的研究发现：紫外线照射可稳定巨噬细胞和淋巴细胞内溶酶体的膜，提高其抵抗力，可加强中性粒细胞、淋巴细胞和巨噬细胞中核酸的合成，从而提高吞噬成分和淋巴成分的抗炎性能。

③加速组织再生。强红斑紫外线照射引起的细胞分解产物（如：氨基酸、嘌呤、核糖核酸、组胺等）可刺激成血管细胞和结缔组织细胞的成长，同时还可作为受损细胞的营养物质；弱红斑量紫外线照射可加强核酸的合成和加速细胞的分裂；中等红斑量紫外线照射后约3小时内DNA的合成和细胞分裂明显受到抑制，在数小时或1日内恢复正常，随后出现DNA合成和细胞分裂的加速阶段，于2~3日内达高峰，以后逐渐恢复；由于紫外线红斑加强血液供给，提高血管壁的渗透性。故有利于血中营养物质进入损伤的组织内。改善细胞的再生条件。因此红斑量紫外线照射可加速组织再生，增强组织的反应性，加速伤口愈合。

④调节神经功能。紫外线红斑有明显的镇痛作用。即在一定部位造成强红斑反应，通过反射机制在中枢神经系统形成新的优势灶，由于负诱导可减弱另一部位

的疼痛性质的病理优势灶。

在一定的脊髓节段部位，以红斑量紫外线照射（如领区中等红斑量紫外线），可调节与该节段相关的自主神经的功能，进而影响其所支配器官的营养和功能，并可反射性地调节中枢神经系统的功能。

紫外线红斑对交感神经节有“封闭”作用，即当其兴奋性升高时，以局部红斑量紫外线照射，可降低其兴奋性。

⑤治疗皮肤病。红斑量紫外线照射对一些皮肤病有明显治疗效果，其中特别是对玫瑰糠疹、带状疱疹、花斑癣、毛囊炎和脓疱性皮炎等的疗效，尤为显著。对神经性皮炎、湿疹、体癣、银屑病、圆形脱发和白癜风等也有一定疗效。

⑥脱敏作用。红斑量紫外线照射，有抑制第Ⅰ型和第Ⅱ型变态反应的作用，其作用波段主要为中波紫外线。临床上可用以治疗支气管哮喘、荨麻疹、皮肤瘙痒症、接触性皮炎等。

⑦影响胃肠等器官的功能。红斑量紫外线照射后，可使局部组织的组胺类物质含量增加2~10倍，通过神经一体液机制可使胃的分泌功能增强2倍左右，胃的酸度提高100%~60%。另报告：亚红斑量紫外线照射可加强胃的分泌，而红斑量紫外线照射可减弱胃的分泌，故原理不仅能从体液方面解释，还必须考虑有关的神经生理法则。此外，紫外线红斑可加强肠蠕动和子宫收缩。

⑧加强药物作用。对风湿性关节炎患者用红斑量紫外线局部照射，可提高水杨酸钠的疗效。对慢性风湿性关节炎患者，用红斑量紫外线照射使患部产生非特异性炎症，增加组织内CO_2的含量，有利于水杨酸钠的分解，可提高药物疗效。

由于红斑量紫外线照射的部位血管的渗透性增加，血液循环改善，故静脉注入染料后，在红斑反应部位沉积较多，因此以红斑量紫外线照射患部，可以使药物较多地集中在病灶部位。

紫外线红斑的治疗作用和药物的治疗作用在统一的机体内还有互相加强的“协同作用”，为达到这一目的，必须注意一个基本前提：即紫外线照射的方法和剂量以及药物的选择和剂量必须适当。

⑨调节内分泌功能。近年在动物实验和临床工作中证明：以中等红斑量紫外线交替照射腰背部两侧肾上腺区可促进交感—肾上腺系统和肾上腺皮质的功能正常化，从而提高机体的反应性，有利于一些病理进程的解除。这种照射方法已用于治疗哮喘、慢性支气管炎、慢性肺炎、风湿性及类风湿性关节炎等疾病。

(2)无红斑量紫外线照射法

①生成维生素D，预防和治疗佝偻病和骨软化症。当人体长期缺乏阳光照射时，由于紫外线的作用不足，体内维生素D含量减少，因而肠对钙、磷的吸收降低，食物中大量的钙和磷被排出体外。另一方面，为维持各器官的功能血中必须保持一定量的钙和磷，因此必须从体内含有这些物质的组织中摄取，从而造成一些组织器官，特别是骨组织含钙量的减少，以致发生病变，在小儿患佝偻病。在成人，尤其是孕妇，则患软骨病。成人骨质缺钙时易骨折或易患骨髓炎。牙齿缺乏钙质时易生龋齿。由于缺钙，血管壁的通透性升高，易产生渗出性反应，故易患伤风、感冒或其他并发症。机体缺乏钙时，对结核杆菌的抵抗力下降，结核病已愈者易复发，未愈者钙化速度减慢。

维生素D又是神经的营养物质，是对大脑皮质的功能和氧化还原过程有重大影

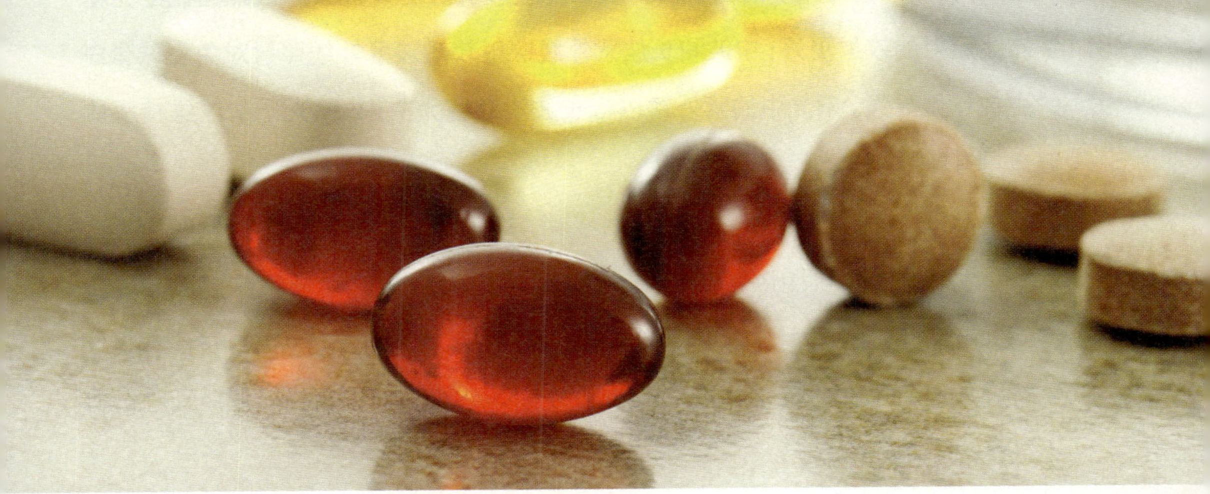

响的因子。当维生素D显著缺乏时，神经细胞的呼吸功能降低，氧化还原过程减弱，因此可抑制中枢神经系统的活动；另一方面，机体缺钙时中枢神经呈病理性的兴奋性升高，从而造成注意力不集中，脑力劳动效率下降。

维生素D_3是人体重要免疫调节剂，为防治人体接受紫外线的不足，维生素D缺乏，体内钙、磷代谢失调，以及在此基础上产生一些病变，紫外线照射是非常重要的防治措施。

②加强免疫功能作用。免疫系统是机体的一个复杂的适应系统，免疫反应是机体抵御抗原物质的侵袭，以维持体内免疫功能相对稳定，是机体和环境统一的一种表现，阳光中的紫外线经常作用于人体，对免疫系统的功能有重要的调节作用。

紫外线照射可使皮肤的杀菌力增强，血中各种体液免疫成分的含量增多，活性加强，白细胞吞噬机能加强。紫外线照射可加强抗体的生成，加速抗体的蓄积；可使血清中凝集素含量升高，而降低较慢，若在接种前照射则这种效果更加明显。

紫外线照射可加强巨噬细胞系统的功能，提高巨噬细胞的吞噬活性。巨噬细胞能吞噬、消化、清除异物，还参与免疫反应，它能把抗原或抗原的信息传递给淋巴细胞，从而促进抗体的生成。

不同波长的紫外线照射机体都可加强免疫功能，但长波紫外线照射比全光谱紫外线照射的效果更好；中波和长波紫外线照射较短波紫外线照射对免疫球蛋白的生成作用更强。阳光中的紫外线以含长波紫外线为主，故阳光照射对维持机体健康具有重要意义。

主要适应证：①细菌和病毒感染性疾病，如软组织化脓性感染，急性腹膜炎，急性手术后肺炎及肺脓肿，感染中毒性休克，败血症等。②急慢性脑病及其后遗症，如急性感染性中毒性脑病，一氧化碳中毒性脑病，急性感染性多发性神经根炎，脑脊髓外伤及其后遗症，脑梗死脑出血恢复期等。③缺血性心脏病，四肢动脉供血不足等。

半导体激光的妙用

(1)激光的生物刺激和调节作用

具有消炎、镇痛、脱敏、止痒、收敛、消肿、促进肉芽生长、加速伤口、溃疡、烧伤的愈合等作用。

(2)激光手术

是用一束细而准直的大能量激光束，经聚焦后，利用焦点的高能、高温、高压的电磁场作用和烧灼作用，对病变组织进行切割、粘合、气化。

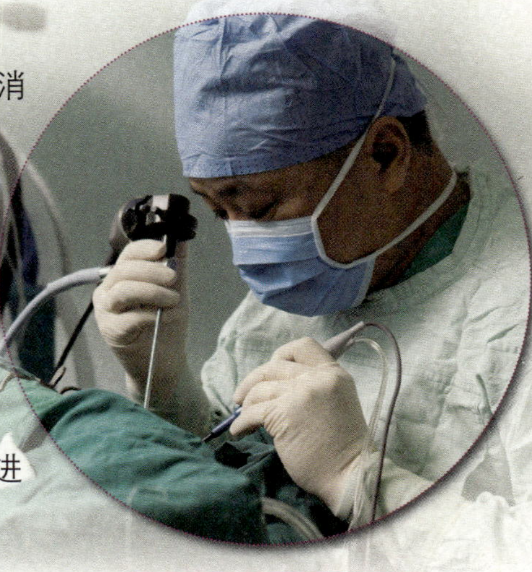

激光在耳鼻喉科的应用

(3)激光治疗肿瘤

是基于其生物物理学方面的特殊作用，即激光的高热作用可使被照射部位的温度升至500℃，当温度升至300℃时，肿瘤即被破坏，激光照射后的1分钟内可保持45~50℃的温度，继续对肿瘤起作用；激光的强光压作用（机械能作用）可使肿瘤表面组织挥发，使肿瘤组织肿胀、撕裂、萎缩，并可产生二次压力作用。

(4)激光治疗心血管方面的疾病

激光治疗周围血管、冠状动脉，以致颈动脉等的血栓，动脉粥样斑块等。此外治疗糖尿病、心肌炎、肺炎及急性胰腺炎等均有报道。激光尚可作心脏节律点的消隔而治疗难治、危重的心律失常；心瓣膜粘连的治疗；房间隔造孔矫治先天性心脏病等。激光心肌打孔，则是用CO_2激光从心包面向心内膜面击穿许多微孔，使心腔与心壁肌肉间有微血窦相通，因而能直接改善心肌供血，此法很有实际意义。

(5)激光在外科以及耳鼻喉科方面的应用。

新一代接触激光的研制成功使得在腹腔镜下，激光可以作胆囊切开术，迷走神经切除术、幽门肌切开术等；激光胆道吻合术、激光大肠吻合术以及输精管吻合激光妙用好处多多……

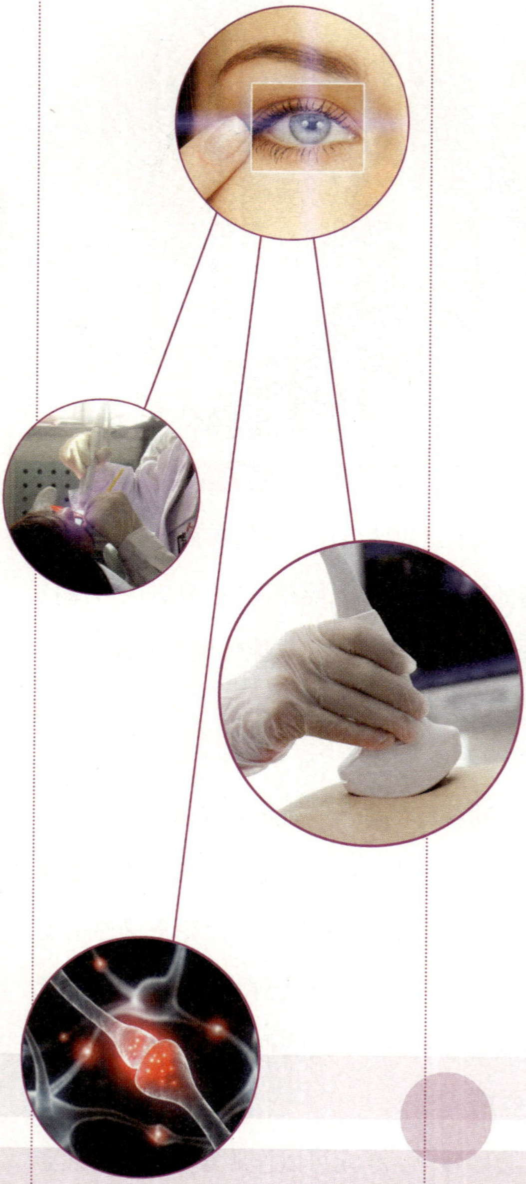

术则是利用较低功率的激光热效应。而开腹手术中利用激光热止血效应，对肝癌等容易出血的肝组织作激光切除与消融。同时根据黄色激光对皮肤与血管组织的不同热作用，采取578纳米染料激光治疗血管瘤的效果更佳。

激光治疗耳硬化症，镫骨切除后的激光固定修复术，以及接触激光及二氧化碳激光显微镜手术切除，激光治疗耳扁桃体、喉头癌、副鼻窦手术等均有显著疗效。

（6）激光在口腔科的应用。

用激光作口腔肿瘤的手术，治疗牙周病，发现并及时控制龋齿、牙髓病、生物刺激作用均很有效。用激光去除结石的刮牙术；激光使龋齿釉质发光而早期诊断；CO_2激光或准分子激光利用其杀菌的作用治疗感染的牙根与根管壁；牙尖的融合封闭。激光能融合固定假牙上的金属及正常牙的矫正器，使这些操作更为便捷。激光的刺激作用可以止血，促进创口愈合。光针麻醉则是我国首创。此外，激光多普勒流量计，可测量牙周病时齿龈的血流量，在修复粘合术中作侵蚀质以代替酸侵蚀技术。利用激光扫描整个牙冠，显出其波纹形态而储存在计算机中，然后启动碾磨机器，则整个牙冠的内外面都能在1小时内，在一块陶瓷块上雕刻出来。

（7）激光在眼科的应用。

在视网膜剥离时做激光凝结（红宝石激光、氩离子激光）；虹膜切除（红宝石激光）；眼底血管瘤激光凝固（氩激光）；脉络膜成黑色素细胞瘤激光凝固（红宝石激光）；对角开放型原发性青光眼做激光眼前房穿刺术（Q开关红宝石激光）；治疗中心性视网膜脉络膜炎（氦氖激光）；眼睑结膜上的色素痣、小赘生物的烧灼（二氧化碳激光）等。

（8）激光在神经外科方面的应用。

用二氧化碳激光、氩离子激光、Nd-YAG激光可以治疗脑及脊髓肿瘤。而激光神经吻合术：采用低中功率聚焦后微束二氧化碳激光，Nd-YAG激光等在神经断面对接良好的情况下进行。对神经再生具有对位好，恢复快不产生吻合处神经纤维瘤等特点。

（9）激光在妇科的应用。

二氧化碳激光、Nd-YAG激光及PDT治疗外阴及宫颈病变诊断早期癌变已是众所周知。在腹腔镜的直接观察下，用二氧化碳激光或Nd-YAG激光作卵巢囊肿、肿瘤、子宫内膜异位、子宫肌瘤的切除及输卵管吻合，输卵管粘连的解除等手术以取代常规的剖腹手术，这类手术简便、经济、痛苦少。

主要适应证：氦氖激光原发性高血压、低血压、哮喘、肺炎、支气管炎、胃肠功能失调、肝炎、类风湿性关节炎、肿瘤患者放疗或化疗反应、白细胞减少症、神经衰弱、脑震荡后遗症、神经性头痛、神经根炎、脊髓空洞症、面神经炎、遗尿症、慢性伤口、慢性溃疡、褥疮、烧伤疮面、腱鞘炎、滑囊炎、肱骨外上髁炎、软组织挫伤、扭伤、瘘管、前列腺炎、耳软骨膜炎、慢性鼻炎、过敏性鼻炎、萎缩

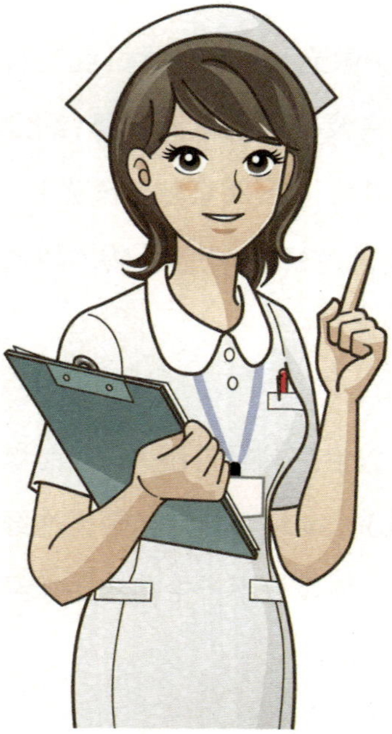

性鼻炎、麦粒肿、病毒性角膜炎、中心性视网膜炎、耳聋、耳鸣、湿疹、皮炎、斑秃、带状疱疹、皮肤瘙痒症、神经皮炎、舌炎、舌乳头剥脱、创伤性口腔溃疡、复发性口疮、药物过敏性口炎、疱疹性口炎、肩周炎、痛经、附件炎、卵巢功能失常、臀位转胎等。

二氧化碳激光：感染伤口、慢性溃疡、褥疮、肌纤维组织炎、肩周炎、腱鞘炎、慢性腹泻、慢性风湿性关节炎、神经性皮炎、湿疹、手癣、面神经炎、颞颌关节功能失常、牙质过敏、单纯性鼻炎、外阴瘙痒症、附件炎、盆腔炎、宫颈炎、遗尿症等。

氮分子激光：感染创面、头癣、手、足癣、湿疹、神经性皮炎、皮肤皲裂、结节性痒疹、白癜风、外耳道疖肿、扁桃腺炎等。

无限前景的超声波疗法

超声波妙用

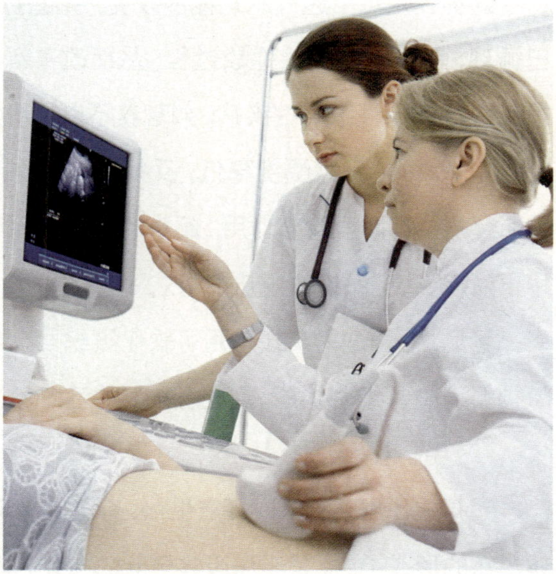

超声波是指频率在20000赫兹以上，不能引起正常人听觉反应的机械振动波。将超声波作用于人体以达到治疗目的的方法称为超声波疗法。频率500～2500千赫的超声波有一定的治疗作用。现在理疗中常用的频率一般为800～1000千赫。

近年来，超声波疗法的使用范围日益广泛，已远远超过理疗科原来的一般疗法，如超声治癌、泌尿系碎石及口腔医学的应用等，因此超声波疗法的概念分为广义的（包括各种特殊超声疗法）及狭义的（指理疗科常用的无损伤剂量疗法）两种。同时随着现代科学技术的进步，超声波不仅用于治疗，还广泛用于诊断。

超声波的生物物理学效应及其作用机理

(1)机械作用

机械作用是超声波的一种基本的原发的作用。超声波在介质内传播过程中介质质点交替压缩与伸张形成交变声压,不仅可使介质质点受到交变压力(在治疗剂量下,每一细胞均受4~8毫克压力变化影响)及获得巨大加速度而剧烈运动,相互摩擦,而且能使组织细胞产生容积和运动的变化,可引起较强的细胞浆运动(原浆微流或称环流),从而促进细胞内容物的移动,改变其中空间的相对位置(据观察,强度不大的超声波能使嗜伊红细胞的原浆颗粒旋转,剂量大时甚至颗粒被抛出细胞外),显示出超声波对组织内物质和微小的细胞结构的一种“微细摩擦”的作用。

这种作用可引起细胞功能的改变,引起生物体的许多反应。可以改善血液和淋巴循环,增强细胞膜的弥散过程,从而改善新陈代谢,提高组织再生能力。所以治疗某些局部循环障碍性疾病,如营养不良性溃疡效果良好。有人观察在超声波的机械作用下,脊髓反射幅度降低,反射的传递受抑制,神经组织的生物电活性降低,因而超声波有明显镇痛作用。超声的机械作用还能使坚硬的结缔组织延长、变软,用于治疗疤痕、粘连及硬皮症等。

可见,超声波的机械作用可软化组织、增强渗透、提高代谢、促进血液循环、刺激神经系统及细胞功能,因此有重要的治疗意义,在超声治疗机制上占重要地位。

(2)温热作用

超声波作用于机体时可产生热,有些人甚至称为“超声透热疗法”。超声波在机体内热的形成,主要是组织吸收声能的结果。其产生热有以下特点:

①由于人体各组织对声能的吸收量各有差异,因而产热也不同。一般超声波的热作用以骨和结缔组织为量显著,脂肪与血液为最少。如在超声波5瓦/平方厘米,1.5分钟作用时,温度上升在肌肉为1.1℃,在骨质则为5.9℃。

②超声波热作用的独特之处是除普遍吸收之外,还可选择性加热,主要是在两

种不同介质的交界面上生热较多，特别是在骨膜上可产生局部高热。这在关节、韧带等运动创伤的治疗上有很大意义。所以超声波的热作用（不均匀加热）与高频是及其他物理因子所具有的弥漫性热作用（均匀性加热）是不同的（图见1.1）。

③超声波产生的热将有79%～82%由血液循环带走，18%～21%由邻近组织的热传导散布，因此当超声波作用于缺少血循环的组织时，如眼的角膜、晶体、玻璃体、睾丸等则应十分注意产生过热，以免发生损害。

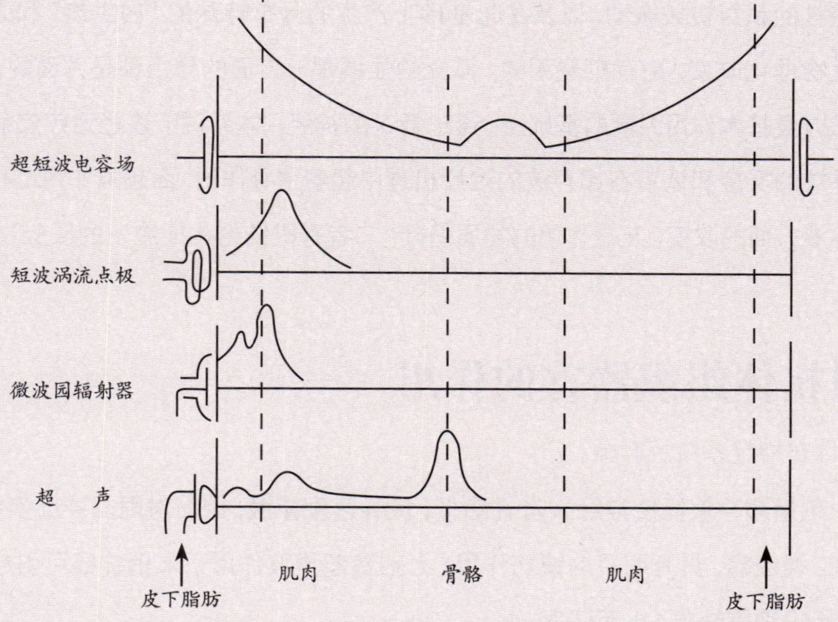

四种深部透热治疗时各层组织温热曲线

(3) 理化作用

基于超声波的机械作用和温热作用，可继发许多物理的或化学的变化如：①氢离子浓度的改变。炎症组织中伴有酸中毒现象时，超声波可使pH值向碱性方面变化，从而使症状减轻，有利于炎症的修复。②对酶活性的影响。超声波能使复杂的蛋白质解聚为普通的有机分子，能影响到许多酶的活性。如超声作用能使关节内还原酶和水解酶活性增加，目前认为在超声治疗作用中水解酶活性的变化时起重要作用的。③近年来对超声作用机理的研究，已深入到细胞分子水平。在电镜下观察发现，细胞内超微结构中线粒体对超声波的作用最敏感。核酸也很敏感，实验发现低强度超声波作用可使细胞内胸腺核酸的含量增加，从而影响到蛋白质的合成，刺激细胞生长。④在高强度的超声作用下，组织内可形成许多高活性的自由基，如HO_1、OH、H_2O_2、O等，它们可加速组织内氧化还原过程，加速生长过程。

目前，关于超声波的生物学作用机理仍有多种争议。但多数学者认为，具有物理学特性的超声机械振动，以及在此基础上产生的分布特殊的“内生热”和必然引起的生物理化改变，是有机联系的。孤立的强调那一方面的作用都是片面的，并在上述三方面基本作用因素的基础上，通过复杂的神经~体液调节途径治疗疾病的。神经系统的反应和调节在超声波的治疗机理中起着主导作用，而超声作用过程中发生的体液方面的改变，又是作用的物质基础，二者有机结合构成统一的反应过程。

对机体组织器官的作用

(1)对神经系统的影响

小剂量超声波能使神经兴奋性降低，传导速度减慢，因而对周围神经疾病，如神经炎、神经痛，具有明显的镇痛作用。大剂量超声波作用于末梢神经可引起血管麻痹、组织细胞缺氧、继而坏死。

中枢神经对超声波显示较高的敏感性，有人指出，即使是用0.1瓦/平方厘米的强度直接作用脑组织，也可造成不可逆的损伤，因此，国外有些人指出“超声波禁用于脑部”。但近年来国内不少单位通过实验研究和临床实践证明，使用时的强度为1.5瓦/厘米^{2}以下（常用0.6~1.2瓦/厘米^2）的脉冲式超声波移动法作用于头部，对脑实质无损害（由于大部分超声波能量被头皮及颅骨吸收和反射，只有2.5%~20%透入颅内），并用于治疗脑血管意外偏瘫及其他某些神经系统疾病有一定疗效。

（2）对循环系统的影响

房室束对超声波的作用很敏感。超声波主要影响心脏活动能力及其节律。大剂量超声波可使心律减慢，诱发心绞痛，严重时发生心律失常，最后导致心跳停止；小剂量超声波使心脏毛细血管充血，对冠心病患者有扩张动脉管腔及解除血管痉挛的作用，故用1瓦/厘米^{2}以下脉冲式超声波作用心脏，对冠状动脉供血不足患者有一定疗效。

治疗剂量超声对血管无损害作用，通常可见血管扩张，血循环加速。低强度超声作用下，血管器扩张；在较大剂量作用下，可引起血管收缩。更大剂量的超声可使血管运动神经麻痹，从而造成血液流动停止。用大剂量超声时可直接引起血管内皮肿胀，血循环障碍。

（3）对眼睛的影响

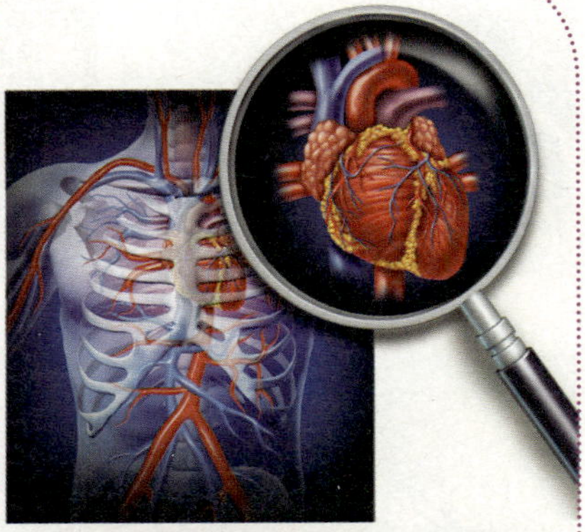

由于眼的解剖结构特点是球体形态，层次多，液体成分和血循环特点等因素容易热积聚致损伤。大剂量超声可引起结膜充血、角膜水肿甚至眼底改变，对晶体可致热性白内障。还可以引起交感性眼炎。但用小剂量（脉冲式0.4～0.6瓦/厘米^{2}3～6分钟以下），可以促进吸收，改善循环，对玻璃体浑浊、眼内出血、视网膜炎、外伤性白内障等有较好疗效。

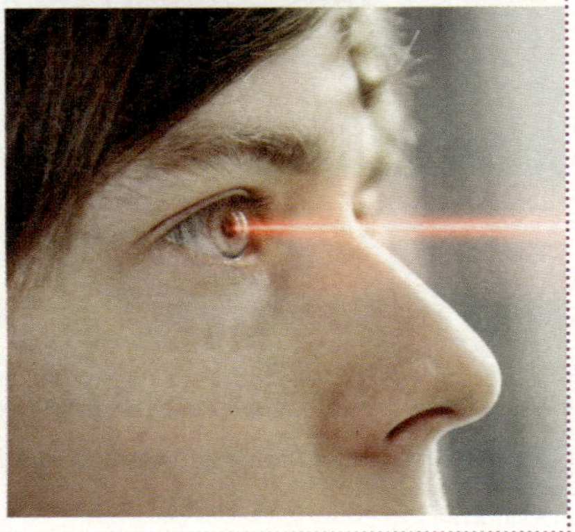

（4）对生殖系统的影响

生殖器官对超声波较敏感，治疗剂量超声波虽不足以引起生殖器官形态学改变，但动物实验可致流产，故对孕妇下腹部禁用。睾丸组织对超声波很敏感，高强度作用可有实质性损害和不育症。实验证明适量超声波可以减少人和动物的精子产生，因此提出，用超声波作为一种男性可逆性避孕的方法。

(5) 对骨骼的影响

小剂量超声波（连续式0.1～0.4瓦/厘米^2、脉冲式0.4～1瓦/厘米^2）多次投射可以促进骨骼生长，骨痂形成；中等剂量（3瓦/厘米^{2}以下5分钟）超声波作用时可见骨髓充血，温度上升7℃，但未见到骨质的破坏，故可用于骨关节创伤；大剂量超声波作用于未骨化的骨骼，可致骨发育不全，因此对幼儿骨骺处禁用超声。超过3.25瓦/厘米^{2}移动法被认为是危险的剂量。

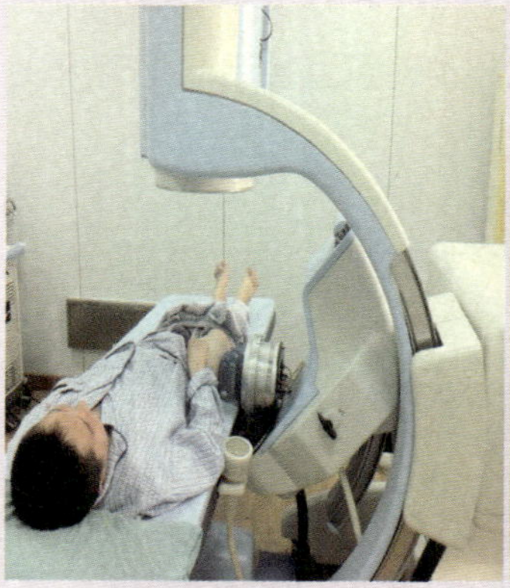

冲击波治疗股骨头坏死

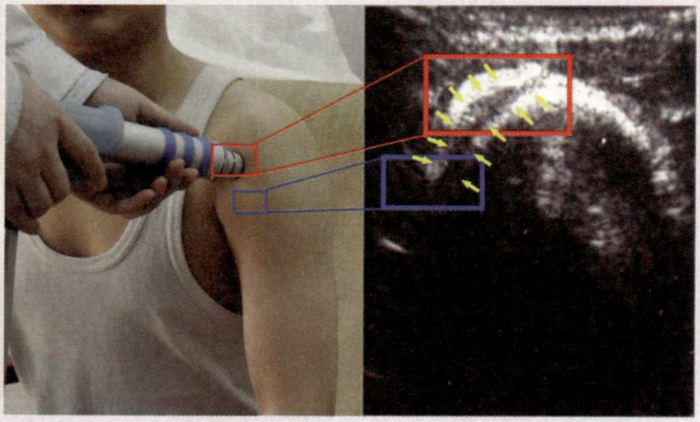

超声定位治疗肱二头肌长头腱炎

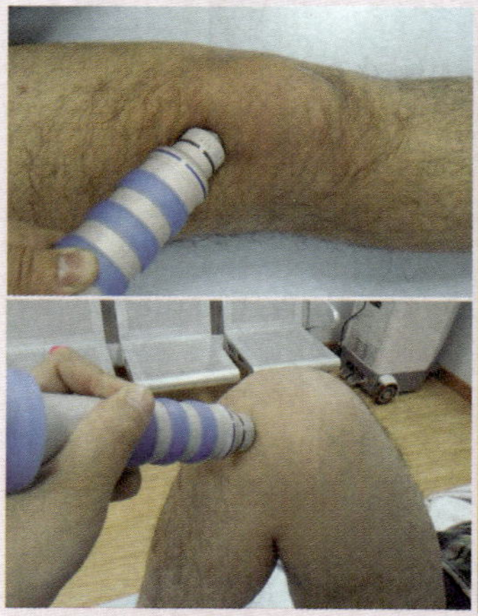

冲击波治疗膝关节骨性关节炎

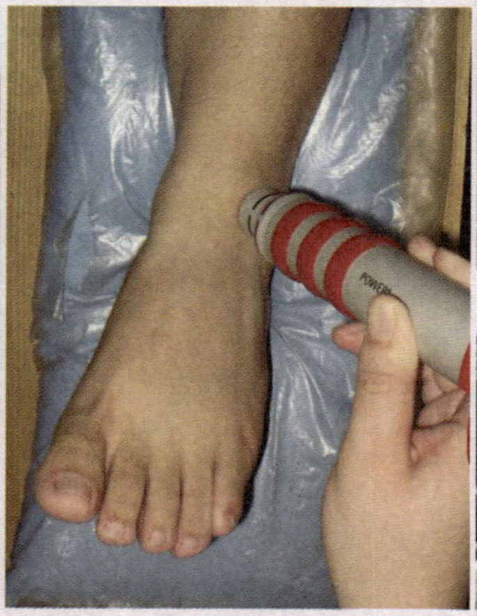

冲击波治疗距骨软骨损伤

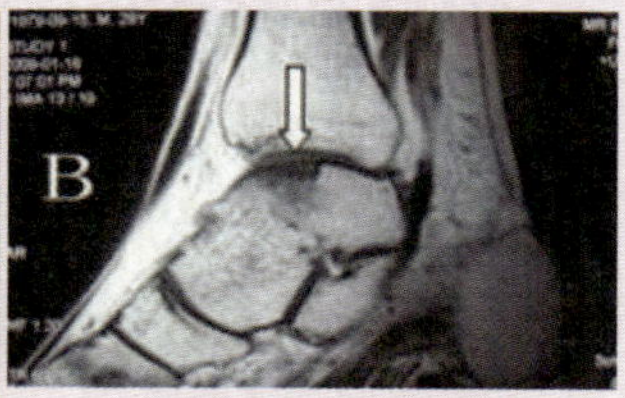

距骨软骨损伤治疗后

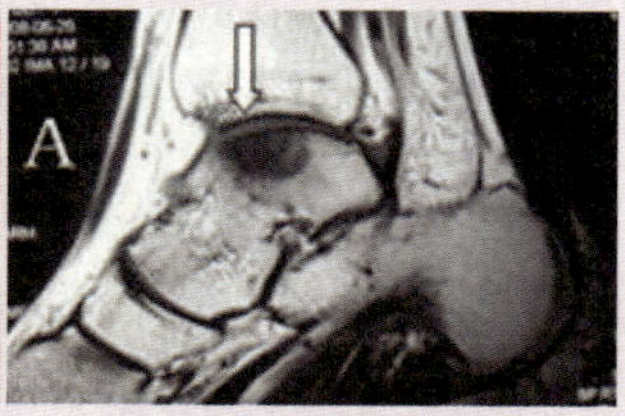

距骨软骨损伤治疗前

(6)对结缔组织的作用

结缔组织对超声波的敏感性较差，对有组织损伤的伤口，有刺激结缔组织增长的作用；当结缔组织过度增长时，超声波又有软化消散的作用，特别对于浓缩的纤维组织作用更显著。因此超声波对疤痕化结缔组织有“分离纤维”作用，有使“凝胶变为溶胶”的作用。在临床上亦可见超声波对疤痕有较明显的软化作用。

主要适应证和禁忌证

(1)适应证：腰痛、挫伤、扭伤、肩关节周围炎、颞颌关节炎、腱鞘炎、疤痕、粘连、血肿机化、神经炎、神经痛、幻肢痛、慢性荨麻疹、带状疱疹、湿疹、消化性溃疡、支气管哮喘、胃肠功能失常、冠状动脉供血不足、眼视网膜炎、玻璃体混浊、营养不良性溃疡。

(2)禁忌证：①凡恶性肿瘤(大剂量聚集可治)，活动性肺结核，严重心脏病的心区和星状神经节，出血倾向，静脉血栓之病区均禁用。②孕妇(早期)腹部及小儿骨骼处最好选用其他疗法。在头部、眼睛、心脏、生殖器部位治疗时剂量要严格掌握。

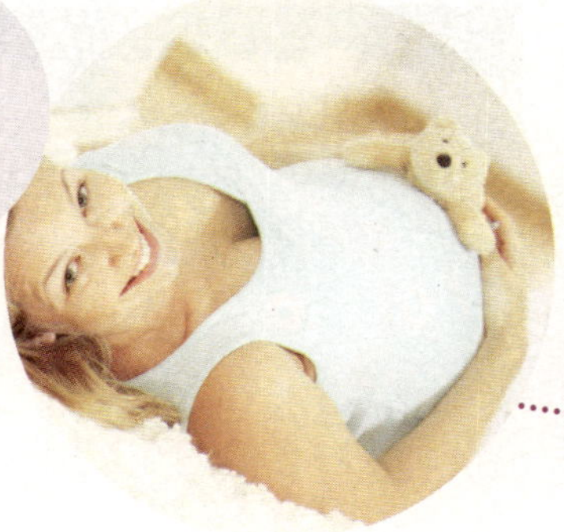

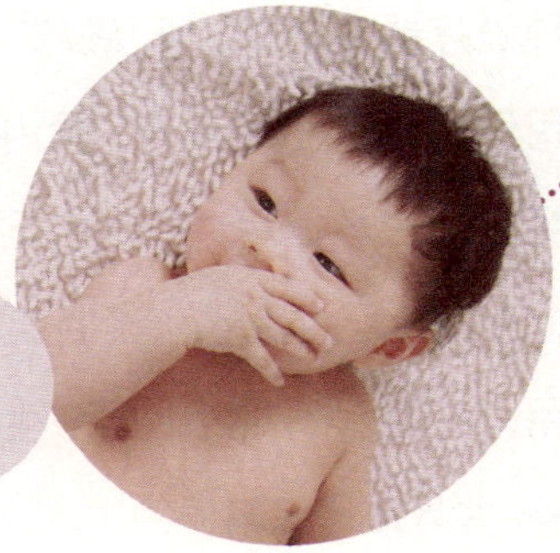

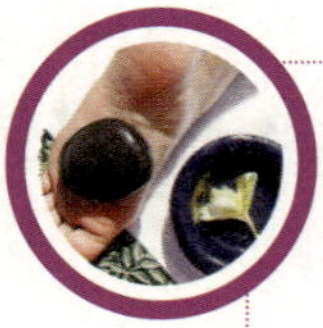

舒适全身的磁场疗法

磁场疗法概述

磁场疗法（简称磁疗）是利用磁场作用于人体治疗疾病的方法。地球上的一切生物和人体一直受着地磁场这一物理环境因素的作用，地磁场成为生物体维持正常生命活动的不可缺少的环境因素。

在两千多年前，我国西汉时代已利用磁石（Fe_3O_4的天然矿石）来治病。在国外，在16世纪末已制成各种磁疗器械，如磁椅、磁床、磁幅等用于临床。近20年来，国内外对磁场的生物学作用进行了广泛的研究，包括磁场的治疗和诊断疾病的应用，磁卫生学、磁生态学、生物磁学等，并且取得了明显的进展。

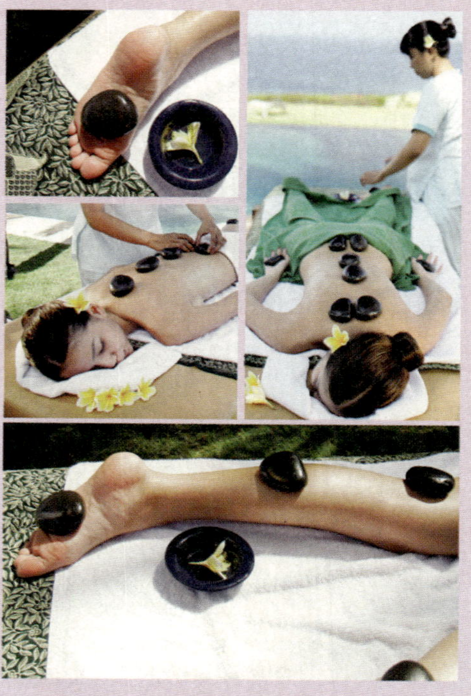

磁石在美容健康方面的应用

磁场疗法的治疗作用

(1) 止痛作用

磁场有明显止痛作用。动磁场止痛较快，但不巩固；恒磁场止痛较慢，但止痛时间较长。磁疗常用于治疗各种疼痛，如软组织损伤痛，神经痛，炎症性疼痛，内脏器官疼痛和癌性疼痛等。磁疗止痛效果快慢不一，多数患者在磁疗后数分钟至10分钟即可出现止痛效果。磁疗止痛作用的机制可能是多方面的。磁疗改善微循环和组织代谢，因而纠正由缺血、缺氧、水肿、致痛物质聚集等所致疼痛；磁场能提高致痛物质水解酶的活性，使缓激肽、组胺、5-羟色胺等致痛物质水解或转化；磁疗还有降低神经兴奋性的作用等。

(2) 镇静作用

磁疗可改善睡眠状态，缓解肌肉痉挛，减轻面肌抽搐，减轻喘息性支气管炎和瘙痒症等。这可能与磁场对神经系统的作用有关。中药磁石有镇心安神、平肝潜阳作用。

(3) 消肿作用

磁场有明显抗渗出作用，这在临床和实验中得到证实。实验观察表明，磁场既有降低致炎物质（组胺等）使血管通透性增加的作用，又能加速蛋白质从组织间隙转移的作用，说明磁场的消肿作用与其影响通透性和胶体渗透压有明显关系。磁疗对软组织损伤，外伤性血肿，冻伤，烫伤，炎症等有明显消肿止痛的作用。

(4) 消炎作用

磁场有一定消炎作用，这与磁场改善微循环、消肿、止痛和促进免疫反应性增强等有关。磁场无明显直接抑菌作用。

(5) 对冠心病和高血压的治疗作用

低强度恒磁场（15~50吨）治疗冠心病或早期高血压患者，多数患者在治疗后一般状况改善，头痛，心区痛减轻或消失，血压下降，脉率减慢。有的作者提出低频交变磁场（50赫兹，10~20吨）治疗冠心病心绞痛的效果较恒磁场为佳，而对心律失常无效。临床和实验资料表明，交变磁场对心痛综合征、心肌收缩性、血流流变性、脂质代谢、微循环等有良好影响，而对心脏的传导系统无明显影响。

(6) 对肿瘤的作用

磁疗对良性和恶性肿瘤有一定影响，可使良性肿瘤，如纤维瘤、脂肪瘤、毛细血管瘤、腱鞘囊肿等缩小或消失。对恶性肿瘤也有缩小肿块及改善症状的作用。大剂量非均匀磁场效果显著，一般均匀磁场对恶性肿瘤无效。磁场对肿瘤作用的机制尚不清楚。

磁场疗法的主要适应证和禁忌证

适应证：喘息性支气管炎，支气管哮喘，高血压，冠心病，急慢性胃炎，慢性结肠炎，胃十二指肠溃疡，类风湿性关节炎，急慢性软组织损伤，血栓闭塞性脉管炎，肋软骨炎，肩关节周围炎，网球肘，腱鞘炎，颈椎病，滑囊炎，残肢痛，神经官能症，三叉神经痛，面肌抽搐，血管性头痛，单纯性婴幼儿腹泻，遗尿，下颌关节功能紊乱综合征，牙痛，慢性非化脓性腮腺肿大，冠周炎等。

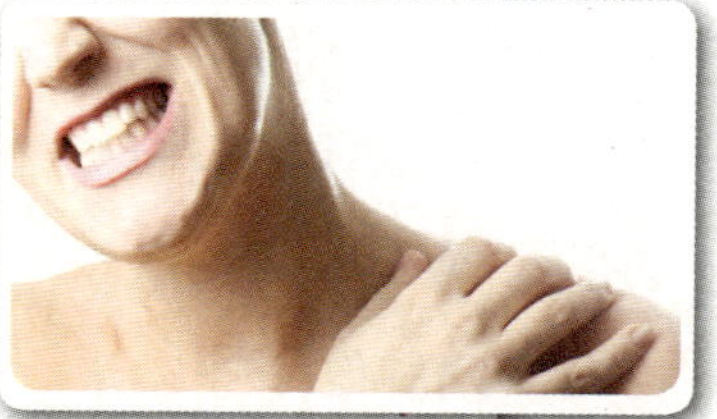

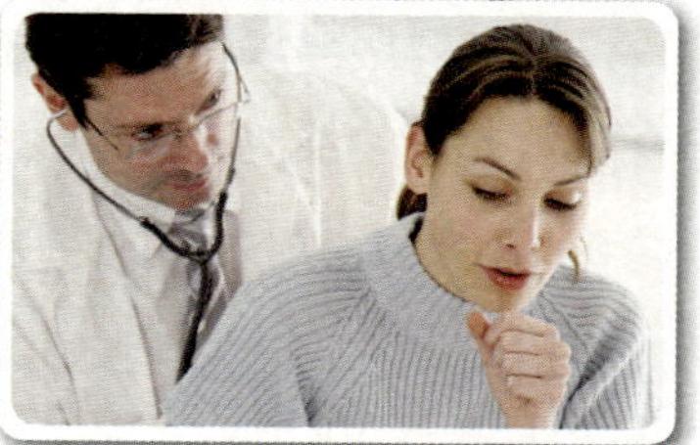

禁忌证：白细胞总数在4.0×10^9/升以下者；出血或有出血倾向者；体质衰弱或过敏体质者；孕妇。有时磁疗出现一些不良反应，主要症状有心悸、心慌、恶心、呕吐、无力、头昏、胸闷、白细胞减少、皮炎等。停止磁疗后不良反应可迅速消失，不留任何后遗症。

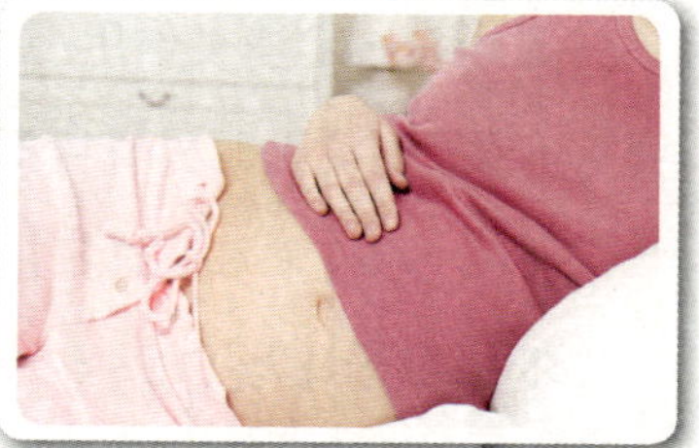

祛风散寒看疗效 找温热疗法

温热疗法概述

凡以各种热源为介体，将热直接传至机体达到治疗作用的方法，称为温热疗法。温热疗法应用的方法有：石蜡疗法、泥类疗法、地蜡疗法、砂疗、坎离砂疗法、铁砂疗法、酒醋疗法、热敷灵疗法等，这些温热疗法对某一些疾病有较高的疗效。

温热疗法的奇妙效应

血管在温度升高的环境中表现为舒张，低温环境中表现为收缩，温热疗法的热效应可是高温度，使血管舒张而增加血流速度，这种效果不止发生在温热疗法，也可以在离温热疗法较远的部位产生，浅层温热疗法可以使局部皮肤血管舒张，并且改变皮肤温度，这种改变在肌肉并不明显，因为骨骼肌血管主要受新陈代谢影响，所以浅层温热疗法并不会增加深层肌肉血流速度和温度。其机制为，浅层温热疗法可以活化皮肤温度感受器，感受器传送动作电位到靠近皮肤血管处，促进释放末梢血管扩张剂，使血管平滑肌松弛而导致血管舒张，表现为局部血管舒张。其次，皮肤感受器经脊髓背根神经节投射到脊髓灰质背角的神经节，神经节在脊髓胸腰部的外侧灰角处连接交感神经，抑制交感神经活动，进而减少平滑肌收缩，最后导致血管舒张，这一效应不仅可以造成局部血管舒张，同时也可使肢体远处的皮肤血管舒张。所以浅层温热疗法，常用于止痛、增加关节活动度和加速愈合。

由于温热疗法具有较强而持久的温热作用，能引起末梢血管反应——主动性充血。毛细血管扩张，毛细血管数增加，血流加快。并能使淋巴循环改善。而影响机体各种生理功能。因而有助于消散浸润，加强再生过程和具有止痛效果。而且由于温热治疗的介质具有压缩作用，能防止组织内淋巴液和血液的渗出，减轻组织表面的浮肿，防止出血和促进渗出液的吸收，故可用于初期扭伤的局部肿胀。

温热疗法还发挥着温经祛寒、温经通络、温寒化湿等奇特功效，对于寒性疾病有着良好的治疗效果。

温热疗法的注意事项和治疗时间

(1) 温热疗法注意事项

①温热治疗时要随时询问患者的感觉，有无不良反应，如心慌、恶心、头晕、头痛、多汗、全身疲倦。在治疗过程中有睡眠不好、食欲减退、红细胞沉降率超过36毫米/小时以上或脉搏加快时应中止治疗。

②温热治疗时，可能出现局部症状一过性加重，并可能出皮疹、须注意观察，如反应不消失则应中止治疗。

③对儿童治疗时，要注意温热的介质要低于成人治疗的温度。对知觉障碍及血循环不良者亦应注意温热介质的温度。

④温热治疗期间饮食应增加水分、盐类、蛋白质、糖和维生素等物质。

⑤治疗泥使用前必须先行质量鉴定与选择。

(2)热温治疗的时间

每次30~60分钟，每日或隔日一次。15~20~25次为一疗程。

温热疗法的主要适应证和禁忌证

(1)适应证：

①各种类型的关节炎（非结核性），肌炎、肌腱和韧带的扭伤，各种外伤性滑膜炎，滑囊炎，骨折，手术后的瘢痕，粘连以及关节功能障碍，肌纤维组织炎等。

②创面及愈合不良的溃疡，烧伤后遗症，冻伤，血栓性静脉炎，各种原因的局部水肿。

③周围神经外伤，神经炎，神经痛症候群等。

④胃炎，胃及十二指肠溃疡，慢性肝炎，胆囊炎，胃肠功能失常，结肠炎，早期高血压，小儿消化不良等。

⑤其他疾病：慢性附件炎，盆腔炎，子宫周围炎，眼及眼眶外伤性疤痕，虹膜睫状体炎等。

(2)禁忌证：

恶性肿瘤，活动性结核，出血倾向，体质虚弱及高热患者，心脏功能不全，急性传染病，甲状腺功能亢进，温热感觉障碍，婴儿等。

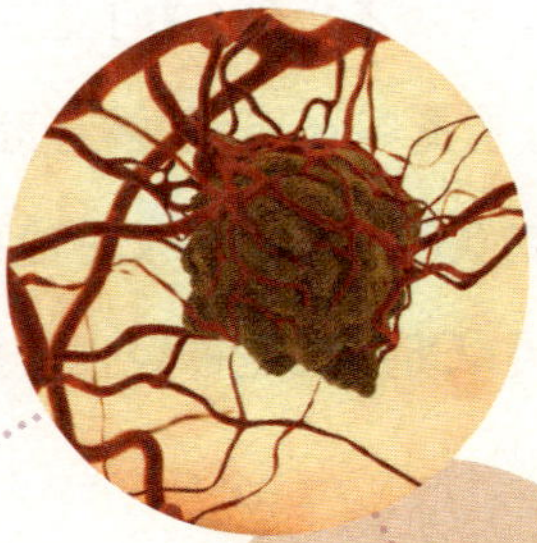

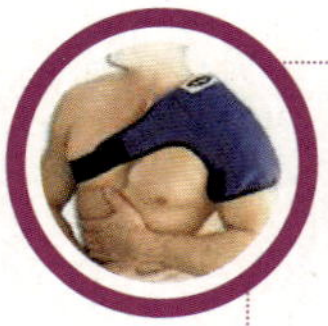

立竿见影止痛找冷疗法

应用致冷物质和冷冻器械产生的低温，作用于人体治疗疾病的方法，称为冷冻疗法。

冷疗法的奇妙效应

将冰袋放在疼痛部位，持续冷作用皮肤感受器后，首先引起兴奋，以后抑制，最后麻痹，使神经传导速度减慢，以至暂时丧失功能。患者首先感觉冷，以后有烧灼及刺痛感，再后才止痛。由于感觉敏感性降低，而有镇痛麻醉作用。在皮肤外感受器的刺激下，可影响α-运动神经元的活动，使肌张力降低，而达到解痉并减轻痉挛性疼痛。动物实验证明，冷冻使轴突反射减弱。当温度降低至6℃时，运动神经即受到抑制；降至1℃时，感觉神经也被抑制。但瞬时冷冻刺激对神经有兴奋作用。

冷疗法的注意事项

冷疗法虽奇妙，但大家也得注意将冰块直接放于治疗部位，或持冰块在治疗部位表面来回接触移动（冰块按摩）。本法刺激作用较强，治疗时间一般5~12分钟。采用贴敷法时，应防止过冷引起组织冻伤，采用液氮时应注意安全，防止溅及正常组织和衣物，冬季应注意非治疗部位的保暖，以防患者感冒。冷冻反应及处理一般全身反应少见，个别患者如出现震颤、头晕、恶心、面色苍白、出汗等现象，多因过度紧张所致，经平卧休息或身体其他部位施以温热治疗可很快恢复以不引起皮肤发生凝冻为宜。如出现不良反应时，常有痛感耐受，不需处理，个别因痛而致休克，则需卧床休息并去除制冷物及全身复温处理即可恢复。有时可出现局部搔痒荨麻疹，可能与过敏有关，经对症处理后可恢复。冷冻过度或时间过久，局部常可出现水肿及渗出，严重时有大疱、血疱。要记住防护措施。

冷疗法的主要适应证和禁忌证

（1）适应证

①软组织闭合性损伤　如肌肉、韧带关节的扭挫伤，撕裂伤，运动伤等急性期伴血肿及水肿或恢复期均有良好效果。

②疼痛和痉挛性病　如偏头痛，落枕，急性腰痛，肩痛，颈椎病，痛经，残肢端疼痛，疤痕痛及肌肉痉挛等。

③内脏出血　如肺出血，食道出血，胃十二指肠出血等，脑卒中急性期冷敷头部可减轻脑损伤。

④热烧伤　急救治疗，尤适用于四肢部位烧伤。

⑤蛇咬伤早期辅助治疗。

⑥良性皮肤疾病　局限性急性皮炎，瘙痒症，寻常疣，疣状湿疹，疤痕疙瘩，血管病，眼疾，胼胝等。良性皮肤黏膜血管瘤。良性表浅肿瘤等。

⑦扁桃腺术后等喉部出血水肿。

（2）禁忌证

血栓闭塞性脉管炎，雷诺氏病，冷变态反应者，致冷血红蛋白尿，对冷过度敏感者，严重心血管疾病，动脉硬化，肾，膀胱疾病。

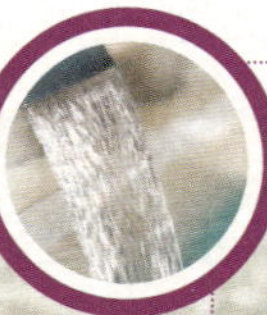

有多种选择效应的水疗法

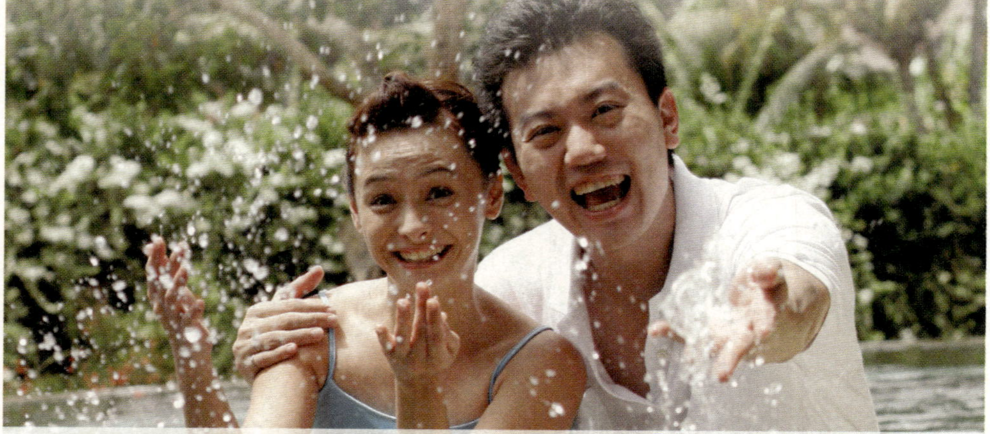

水疗法就是利用水的物理化学性质，以各种方式作用于人体，来达到防治疾病目的的方法。

水具有较大的热容量（比热为1）并有较大的热传导性，约为空气的33倍。易于散热和吸取热量，故水对于机体易产生温度刺激——温热或寒冷刺激。水具有较大的可塑性，可任意改变其形态，所以可利用水进行各种方法的治疗。

水广泛存在于自然界，取用方便，为治疗提供了方便的条件。

水疗法的局部浸浴的疗效和注意事项

（1）手浴

用特制的或一般相宜的手浴盆均可。其容量约10～20升。

①冷水手浴：水温10～20℃，时间2～10分钟，适用于手部急性炎症、急性扭、挫伤。

②温水手浴：水温37～38℃，时间20～30分钟，多用于止痛或反射性地作用于呼吸系统疾患，如支气管哮喘，急性支气管炎，急性肺炎等。

③热水手浴：水温40～43℃，时间10～20分钟，适用于手部扭挫伤恢复期和手部外伤手术后关节功能障碍。

④冷热水交替手浴：用两个手浴盆，一盆水温为42～44℃，另一盆15～20℃。浴时，患者将手先放入热水中浸泡1～2分钟，取出后再浸于冷水中10～15秒钟，重复数次，最后以热水浴结束。也有主张应用较长时间，按先热后冷的顺序，治疗时间为7∶5，5∶2，4∶1（分钟）等适用于血管运动神经功能失常，如多汗症、肢端紫绀症。

（2）足浴

可用特制的或一般相宜的足浴盆。分高位足浴，浴水浸至膝关节以下；低位足浴，浴水浸至踝关节附近。

①冷水足浴：水温10～20℃，时间10秒～10分钟，适用于足部急性炎症、足部多汗症、足部持久发凉。在糖尿病，血栓闭塞性脉管炎，腹部及盆腔炎症时禁用。

②热水足浴：水温30～40℃，时间10～30分钟，适用于头部充血，头痛，失眠，神经痛，月经期痉挛，足及踝关节扭、挫伤恢复期及关节功能障碍。于热足浴水中加入芥末可用于治疗急性鼻炎及急性喉炎。

③冷热交替足浴：水温及治疗时间同手浴。适用于足部血管运动神经功能紊乱，如多汗症、肢端紫绀症。疑有脑血管硬化时，冷、热足浴均禁用。

（3）坐浴

用特制的从浴盆或相宜之容器进行。在特制的坐浴盆治疗时浴水不断更新，并有喷向腰部及会阴部的淋浴装置。①冷水坐浴：水温10～20℃，时间2～10分钟。适用于无力性便秘，闭经，遗精，阳痿，膀胱无力症，痔核急性炎症期，痔核术后，直肠炎，直肠周围炎。但以上器官组织急性炎症，痉挛状态，疝痛，出血，肾炎，风湿性症时禁用。②温水坐浴：水温36～39℃，时间20～30分钟。③热水坐浴：水温40～42℃，时间10～15分钟。

温、热水坐浴时，头部须置冷敷。

在温、热水坐浴作用下，痉挛性疼痛或疝痛可迅速缓解，常用于膀胱、肠道的里急后重。肾绞痛，盆腔器官的慢性亚急性炎症，直肠肛门手术后遗症，痔核慢性期，在无力性便秘，内脏下垂，肝淤血时禁用。

（4）弗氏浴

是一种逐渐提高的局部热水浴。可用于一个肢体或四肢，须用特制的浴盆。浴中置有温度表，以观察水温，在10分钟内使水温渐增到40～45℃，开始水温35～36℃。后又继续10～15分钟，全部治疗时间为20～25分钟。此法具有明显反射作用，可改善心脏功能，减少心跳次数，降低血压和加强物质代谢。可治疗高血压病以及伴有动脉硬化的高血压病，支气管哮喘，心肌疾病，失眠等疾病。

（5）旋涡浴

用特制的浴盆，其中装一马达带动的搅动器，以一定的压力在浴盆内旋转，使浴水呈旋涡式流动，水温40～42℃，时间20～30分钟。此法在温热作用同时对肢体产生明显的机械刺激作用，有使肢体末梢血管明显扩张充血，改善血液循环等作用。可应用于局部肢体，也可应用全身。

多用于运动支持器官疾患，如四肢关节，肌肉的慢性风湿疾病，扭、挫伤，早期关节功能障碍，疤痕，粘连神经炎，腱鞘炎，失用性肌萎缩，癔症性瘫痪等。

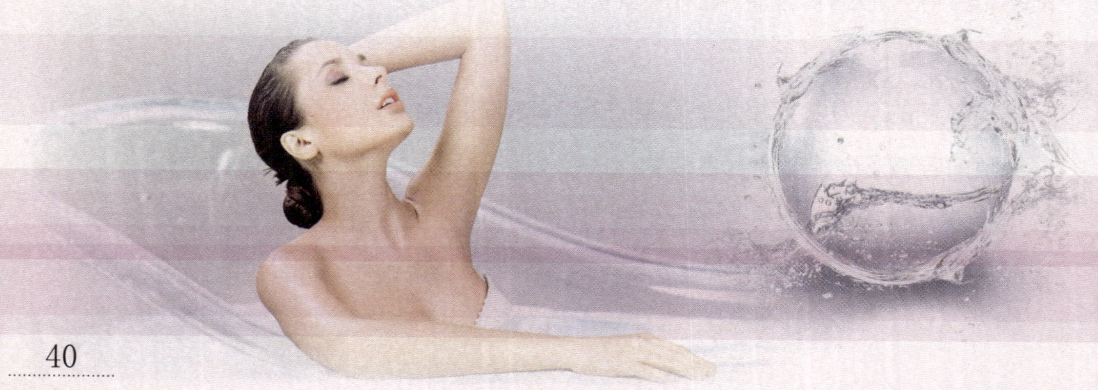

先进的生物反馈疗法

生物反馈疗法的概述

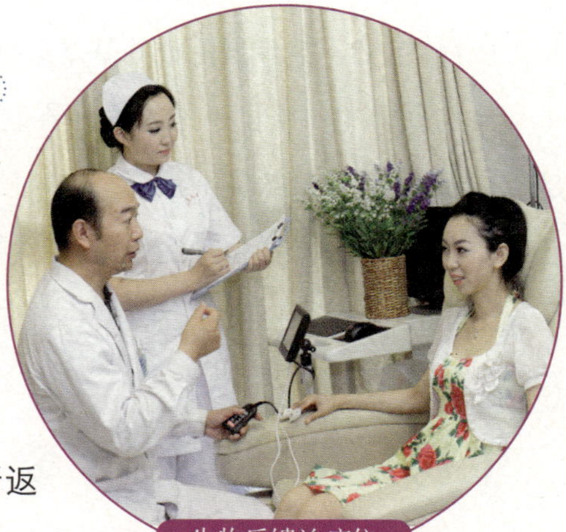
生物反馈治疗仪

生物反馈法是利用现代生物科学仪器，通过人体生理或病理的自身反馈，使患者经过特殊训练后，进行有意识的“意念”控制和心理训练，从而消除病理过程、恢复身心健康的新型心理治疗方法。

反馈是指控制系统输出的信号，重新返回本系统，对本系统功能起调节作用的方法。

生物反馈疗法就是把体内生理功能生物信息用现代电子仪器予以描记，并转换为声、光、图像等反馈信号；而使人根据反馈信号，学习调节自己体内不遂意的内脏功能及其他躯体功能，达到防治身心疾病的目的。由于此疗法训练明确、直观有效、指标精确，因此求治者无任何痛苦和不良反应。生物反馈疗法对多种与社会心理应激有关的身心疾病都有较好的疗效。

运用生物反馈治疗的设备有肌电反馈仪、皮肤湿度反馈仪、脑电反馈仪、心电反馈仪及脉搏反馈仪等。

生物反馈技术是借助仪器将人们体内各器官、各系统心理、生理过程的许多不能察觉的信息，如肌电、皮肤点、皮肤温度、血管容积、心率、血压、胃肠pH和脑电等，加以记录、放大并转换人们能理解的信息，用听觉或视觉的信号在仪表盘上不断地显示出来（即信息反馈），训练人们通过对这些信号活动变化的认识和体验，学会有意识地控制自身的心理、生理活动，以达到调整机体功能和防病治病的目的。

生物反馈疗法的作用机制

生物反馈作用机制主要有自我调节，生物反馈与控制论，经典条件反射与操作条件反射，生物反馈疗法形成的基本条件，生物反馈的作用机制。

生物反馈的作用机制是人对外界刺激的感知，通过心理反应引起应激生理反应，再通过反馈仪使人体间接感知体内信息变化，经有意识学习和训练，形成生理反应的新变化，达到应激反应的修正。这个控制环路在随意控制下，维持着体内环境的平衡。同时，机体内还可通过生理反应到内部信息反馈环路，调节机体的生理反应。

生物反馈疗法的主要适应证和禁忌证

（1）适应证：偏瘫、脑瘫、脊髓损伤、多发性硬化、面瘫、紧张性头痛、哮喘、功能性结肠炎、消化性溃疡、痉挛性斜颈、痉挛性瘫痪、腰痛、功能性吞咽障碍、口吃、高血压、雷诺病、神经衰弱、失眠、糖尿病等疾病。

对健康人训练能增强体质、陶冶性情而达到防病强身的目的。对运动员、飞行员、海员、演员等训练可稳定情绪，提高自控能力，以适应专业需要。

（2）禁忌证：不愿意接受训练者，变态人格不能合作者，5岁以下儿童，智力缺陷者，精神分裂急性期，严重心脏病患者，心肌梗死前期或发作期间，复杂的心律失常者，感觉性失语，训练中出现血压升高、头痛、头晕、恶心、呕吐、失眠、妄想或具有神经症状时应停止治疗。

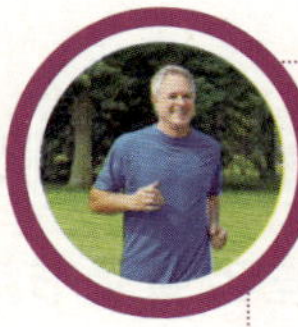

让你在运动中找到疗效

运动疗法的概述

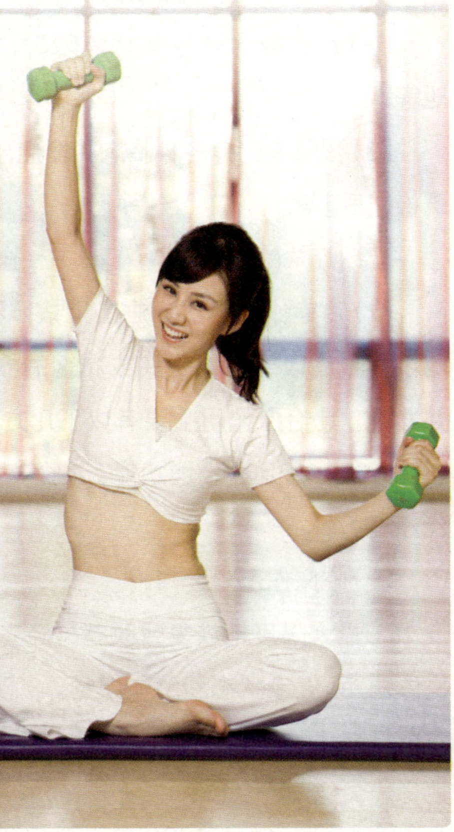

运动疗法是物理疗法的核心部分，是现代康复医学的重要治疗手段之一。它是根据生物力学、人体运动学、神经生理与神经发育学的基本原理，对由各种原因导致运动功能障碍的患者进行针对性的治疗与训练的一类治疗方法。随着障碍学和神经生理学的引入，运动疗法已经形成了针对某些疾患进行康复治疗的独立体系。

运动疗法是指根据疾病的特点和患者的功能状况，借助治疗器械和（或）治疗者的手法操作以及患者自身的参与，通过患者的主动运动和（或）被动运动的方式来改善人体局部或整体的功能，提高身体素质，满足日常生活需求的一种治疗方法，是康复治疗技术的基本治疗方法之一。

运动疗法的目的及作用

运动疗法的目的

(1)通过运动疗法发展、增强或保持肌力和肌肉耐力。

(2)保持或改善全身耐力,增强心肺功能,改善全身功能状态。

(3)通过牵张缩短的肌肉、肌腱、关节囊及其他软组织,维持与改善关节活动度。

(4)通过抑制肌肉的异常张力,使肌肉松弛,缓解肌肉紧张度。

(5)对平衡功能和运动协调性有障碍的患者,进行提高平衡和协调性功能的训练,以改善平衡功能和运动的协调性。

(6)通过日常生活活动的动作训练,提高患者生活活动能力。

(7)纠正躯体畸形和功能障碍,提高患者的躯体、心理、生活质量和社会功能等。

(8)预防或治疗各种临床并发症,如长期卧床导致的肌肉萎缩、关节挛缩、骨质疏松、压疮等。

运动疗法的作用

(1)治疗作用运动疗法是指按照科学性、针对性、循序渐进的原则,最大限度地恢复或者改善已经丧失或减弱的器官功能,预防和治疗肌肉萎缩、关节僵硬等并发症。其治疗作用主要有以下几方面:①维持和改善运动器官的功能;②增强心肺功能;③促进代偿功能;④提高神经系统的调节能力;⑤增强内分泌系统的代谢能力。

(2)临床作用

①最大限度地恢复或改善已经丧失或减弱的器官功能。②改善功能障碍者的机体功能、健康状态和整体感觉。③预防住院者或手术后患者的并发症。④保持或改善健康人的机体功能和健康状态。⑤最大限度地降低和预防潜在的损害、功能缺失或失能。

运动疗法的禁忌证

（1）外科疾病　骨折，肌肉韧带劳损或撕裂，腰椎间盘突出症或其摘除术后，颈椎病、肩关节周围炎、人工关节术后，膝关节半月板或游离体摘除术后，截肢术后、断肢再植术后，胸腔腹腔大手术后，外翻足、内翻足、扁平足，脑震荡、脑挫伤，烧伤、冻伤，静脉曲张及其术后等。

（2）内科疾病　冠心病，心脏瓣膜病，心力衰竭代偿期，高血压病；慢性气管炎，支气管炎，肺炎，支气管哮喘，肺气肿，肺结核，肺不张；胃和十二指肠溃疡病，内脏下垂，胃肠功能失常，慢性胃炎，慢性胆囊炎，慢性肝炎；肥胖病，糖尿病；风湿性关节炎，类风湿性关节炎等。

（3）神经科疾病　脑血管疾病后遗症，周围神经损伤，腰神经根炎，多发性周围神经炎，神经官能症，面神经麻痹，进行性肌萎缩，脊髓空洞症等。

（4）妇产科疾病　子宫脱垂，慢性盆腔炎，产后等。

运动疗法的常见方法

（1）医疗体操

医疗体操是运动疗法中最常用的方法，能按所需运动方式、速度、动作的幅度、协调性与肌肉的力量进行训练，做到循序渐进。医疗体操可以是全身性的，也可是局部性的，或全身性与局部性相结合。在进行医疗体操时可使用器械，也可徒手。分为主动运动，即利用患者自身主动进行，被动运动是利用外力来增大关

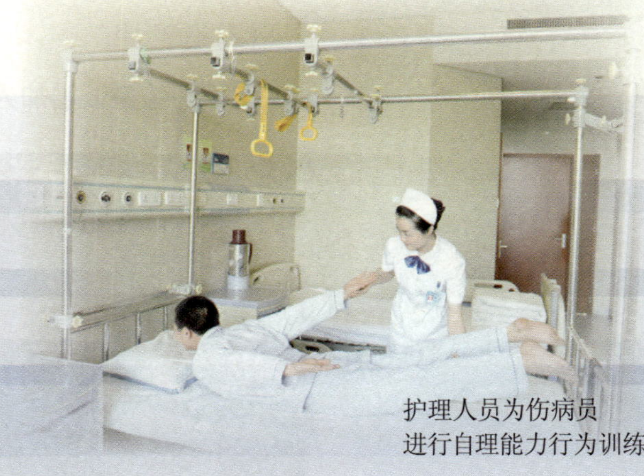

护理人员为伤病员进行自理能力行为训练

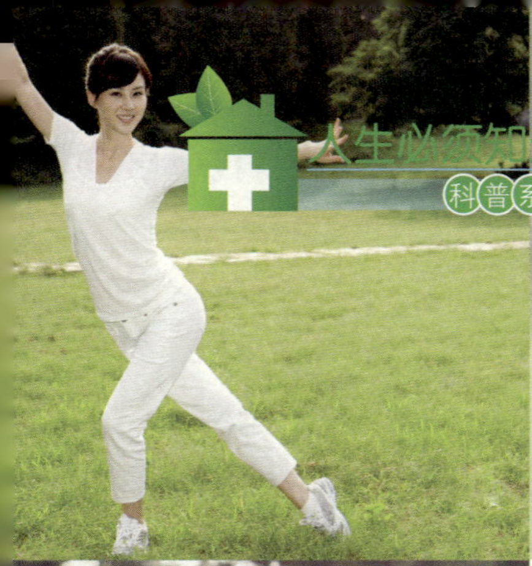

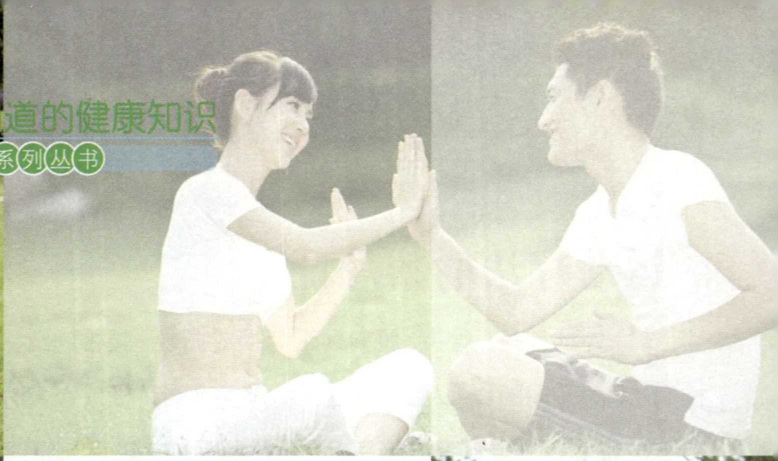

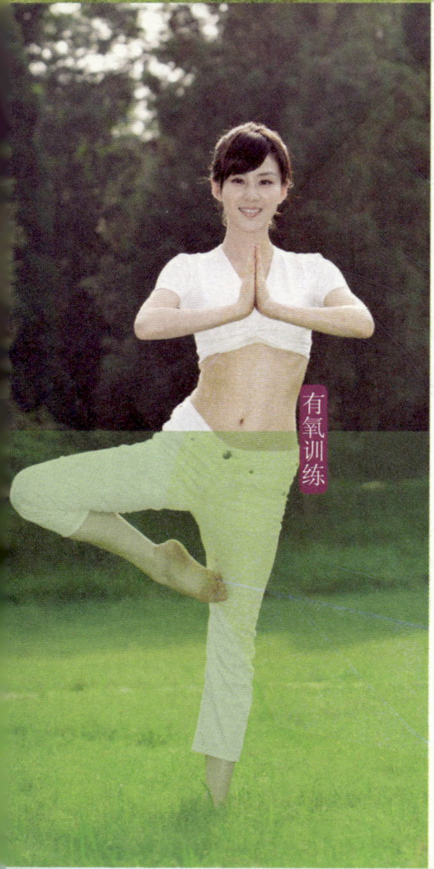

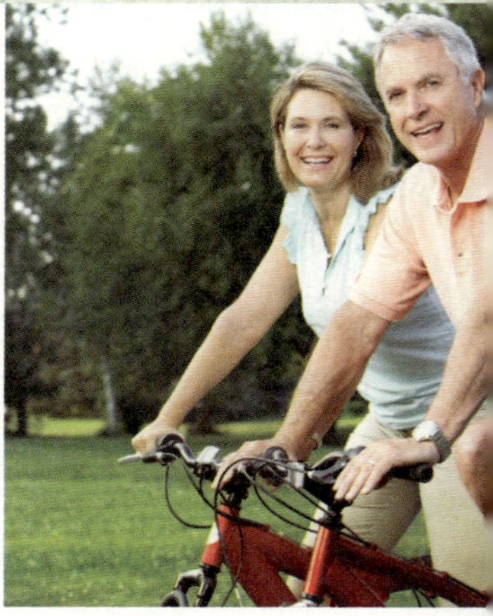

节的活动范围及肌肉力量。外力包括健侧肢体、旁人的力量或器械的力量。医疗体操可用于预防疾病，以促进身体健康，可用于损伤与疾病的治疗，根据疾病与伤残的特点、功能状况和要达到的治疗目的，有针对性地选择合适的医疗体操进行训练。可选用不同的方式，例如肌肉力量的训练、关节活动度的训练、耐力训练、放松训练、呼吸训练、平衡运动等。关于运动量、运动强度、活动范围，应根据患者对运动的耐受情况，及时予以调节。也可根据病情及情况分阶段进行训练。

(2) 有氧训练

有氧训练是以增加人体吸入、输送和使用氧气能力

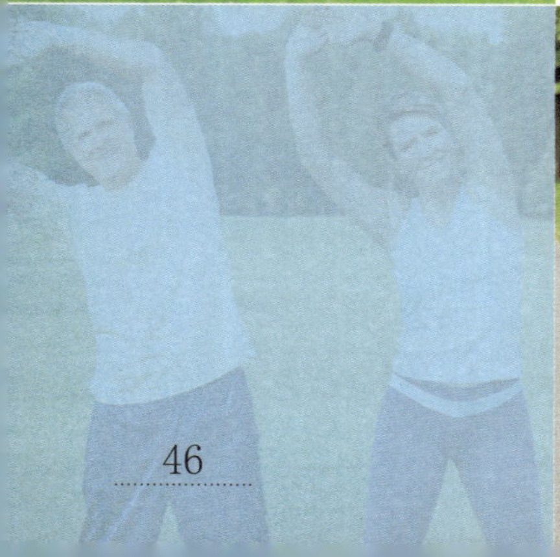

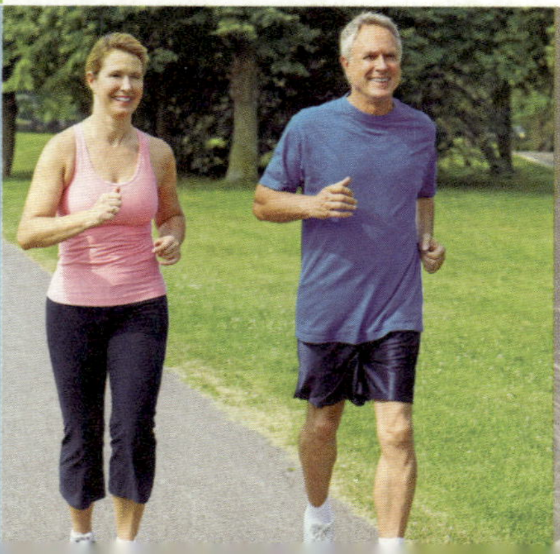

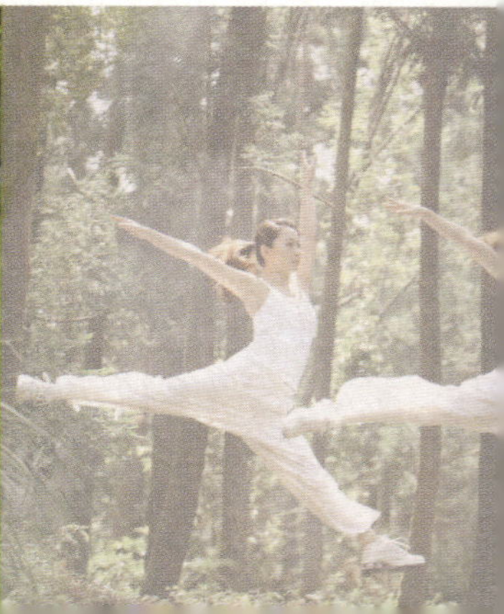

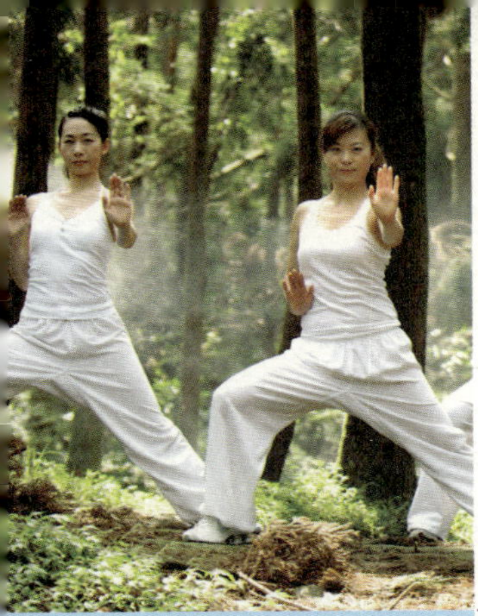

为目的的耐力性训练。也是提高机体有氧代谢能力的健身方法。此种训练方法简便、易行，运动方式对技巧的要求不高，易于推行，其运动方式有步行、健身操、游泳、自行车、原地跑、登楼梯、跳绳等。人体生理负荷量是由锻炼的强度、训练的次数、每次训练持续时间等决定的，而人体可以自监自控训练，因而安全有效。一般采用中等强度的耐力性训练，对心肺功能有良好作用，可提高负荷量，增加携氧能力，并且对改善机体有氧的分解代谢与合成代谢的进程有促进作用，还可以增加肌肉的收缩力。有氧训练方法较多，但以库柏（Cooper）训练法具有代表性，各种训练水平的人都可采用。

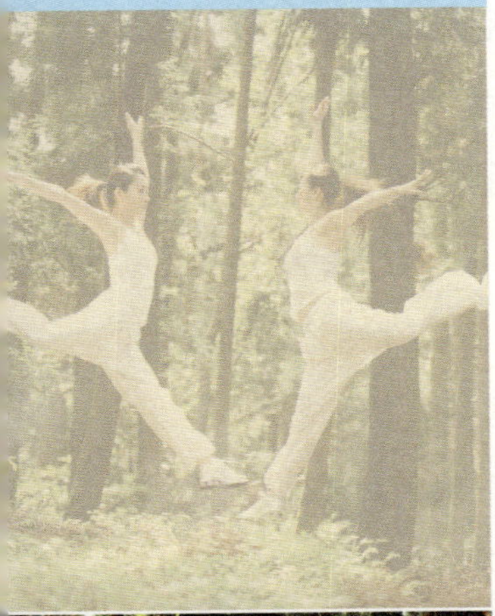

（3）民族形式的体疗

有武术、气功、推拿、行走、跑步、保健体操、五禽戏，太极拳、八段锦、钓鱼、爬竿等许多方法，应用器械健身的有拔河、跳绳、踢毽球、秋千、划龙舟，以及武术中使用的刀、枪、剑、棍棒等。

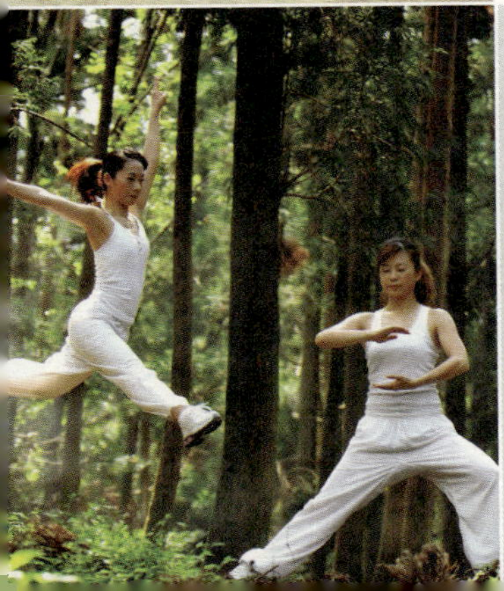

（4）体疗处方

医师根据患者的心血管及运动器官的功能状态以及整体健康状况，提出适当的医疗体育方法及运动量，并指出在进行医疗体育活动时应注意的事项等，即为体疗处方。

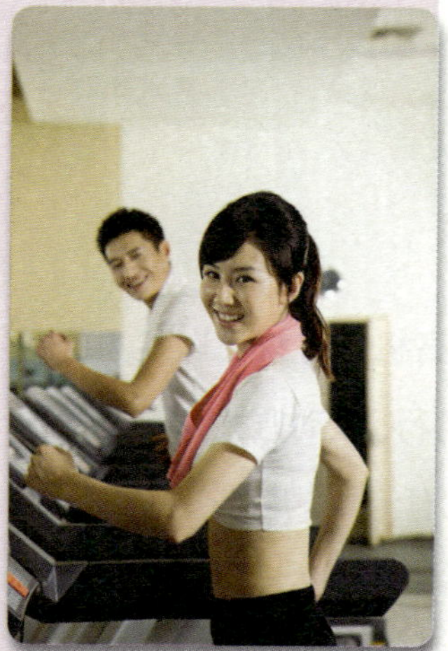

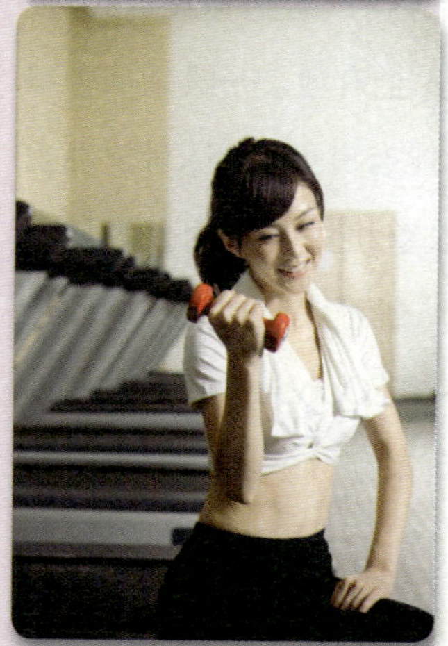

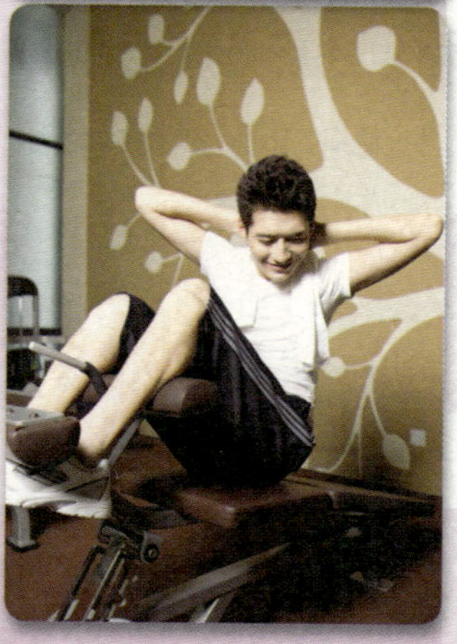

运动处方的内容

（1）运动种类：有耐力性运动、放松性练习，医疗体操、器械练习等，应指明以哪一种为主或者兼而有之。在根据病情的要求下，避免患者感到单调、枯燥。

（2）运动强度、时间与频度：运动疗法最重要的是运动量，包括强度、持续时间及频度三因素。上述三种因素可以互相调整，如强度过大，时间与频度则适当减小。

控制运动强度方法根据不同的疾病而不一样，治疗脏器疾病时一般采用中等强度，但最适合的运动强度应通过运动试验决定，常用运动时的心率，运动时的吸氧量与最大吸氧量表示。而对另一类疾病，如骨关节功能障碍者，一般以每次运动后局部有轻微酸胀感及不出现疼痛为适宜。对于神经系统所引起的瘫痪部位在进行活动后，以不发生肌肉明显疲劳感为宜。

运动持续时间，一般为15~30分钟，耐力性运动15~60分钟。运动时间的长短，还应考虑运动强度，如运动强度较大，则运动持续时间可以适当减少。

频度即运动的间隔时日，一般每日或隔日1次，但对神经系统或骨关节功能障碍者，除每天运动1次外，还应增加自我锻炼时间。另外，间隔不要超过4日。因运动间隔时间太长，运动效应会消失，影响治疗效果。

经过一定时期运动后，根据身体功能改善的情况，对原处方可作适当修改，或制定新的运动处方，以便取得更好疗效。

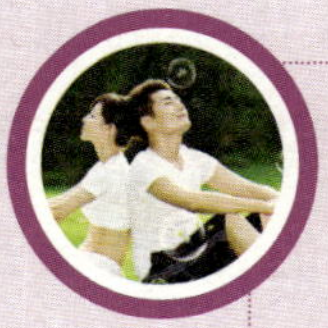

健康就在自己手中，相信中医养生

中医养生概述

中医养生学是中华民族优秀文化的一个重要组成部分。它历史悠久，源远流长。在漫长的历史过程中，中国人民非常重视养生益寿，并在生活实践中积累了丰富的经验，创立了既有系统理论、多种流派、多种方法，又有民族特色的中医养生学，为中华民族的保健事业和中华民族的繁衍昌盛作出了杰出的贡献。

养生就是根据生命发展的规律，采取能够保养身体，减少疾病，增进健康，延年益寿的手段所进行的保健活动。

养生（又称摄生、道生）一词最早见于《庄子·内篇》。所谓生，就是生命、生存、生长之意；所谓养，即保养、调养、培养、补养、护养之意。养生是通过养精神、调饮食、练形体、慎房事、适寒温等各种方法去实现的，是一种综合性的强身益寿活动。

中医养生学是在中医理论的指导下，探索和研究中国传统的颐养身心，增强体质，预防疾病，延年益寿的理论和方法，并用这种理论和方法指导人们保健活动的实用科学。

自古以来，人们把养生的理论和方法叫做“养生之道”。例如《素问·上古天真论》

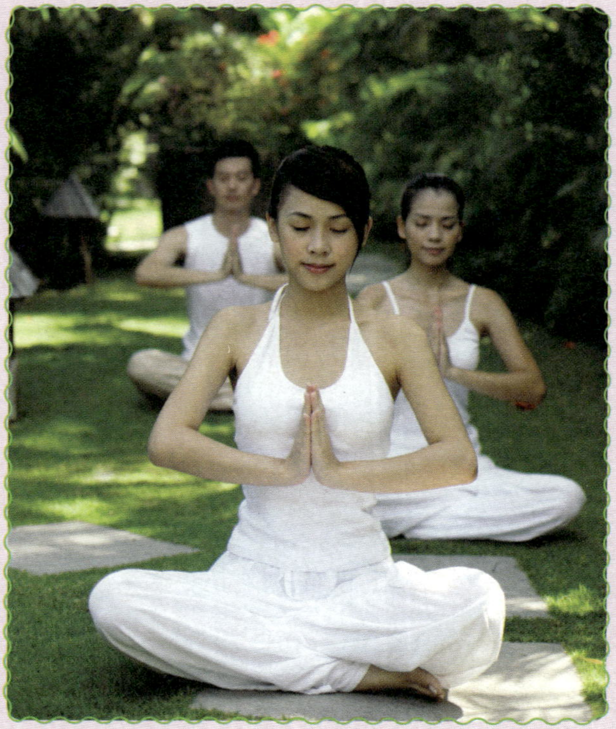

说："上古之人，其知道者，法于阴阳，和于术数，食饮有节，起居有常，不妄作劳，故能形与神俱，而尽终其天年，度百岁乃去。"此处的"道"，就是养生之道。能否健康长寿，不仅在于能否懂得养生之道，更为重要的是能否把养生之道贯彻应用到日常生活中去。历代养生家由于各自的实践和体会不同，他们的养生之道在静神、动形、固精、调气、食养及药饵等方面各有侧重，各有所长。从学术流派来看，又有道家养生、儒家养生、医家养生、释家养生和武术家养生之分，他们都从不同角度阐述了养生理论和方法，丰富了养生学的内容。

在中医理论指导下，养生学吸取各学派之精华，提出了一系列养生原则。如形神共养，协调阴阳、顺应自然、饮食调养、谨慎起居、和调脏腑、通畅经络、节欲保精、益气调息、动静适宜等，使养生活动有章可循、有法可依。例如，饮食养生强调食养、食节、食忌、食禁等；药物保健则注意药养、药治、药忌、药禁等；传统的运动养生更是功种繁多，动功有太极拳、八段锦、易筋经、五禽戏、保健功等，静功有放松功、内养功、强壮功、意气功、真气运行法等；动静结合功有空劲功、形神桩等，无论选学那种功法，只要练功得法，持之以恒，都可收到健身防病、益寿延年之效。针灸、按摩、推拿、拔火罐等，都方便易行，效果显著。诸如此类的方法不仅深受中国人民喜爱，而且远传世界各地，为全人类的保健事业作出了应有的贡献。

养生学的性质和特点

中医养生学是从实践经验中总结出来的科学，是历代劳动人民智慧的结晶，它经历了五千年亿万次实践，由实践上升为理论，归纳出方法，又回到实践中去验证，如此循环往复不断丰富和发展，形成一门独立的学科。从内容上来看，中医养生学涉及现代科学中预防医学、心理医学、行为科学、医学保健、天文气象学、地理医学、社会医学等多学科领域，它是多学科领域的综合，是当代生命科学中的实用学科。

中医养生学以其博大精深的理论和丰富多彩的方法而闻名于世。它的形成和发展与数千年光辉灿烂的传统文化密切相关，因此具有独特的东方色彩和民族风格。自古以来，东方人、西方人对养生保健，都进行了长期的大量的实践和探讨。但由于各自的文化背景不同，养生的观点也有差异。中医养生学是在中华民族文化为主体背景下发生发展起来的，有它自身特点，现略述其概要。

（1）独特的理论体系

中医养生理论，是以“天人相应”、“形神合一”的整体观念为出发点去认识人体生命活动及其与自然、社会的关系。特别强调人与自然环境与社会环境的协调，讲究体内气化升降，以及心理与生理的协调一致。用阴阳形气学说、脏腑经络理论来阐述人体生老病死的规律。尤其把精、气、神作为人体之三宝，作为养生保健的核心，进而确定了指导养生实践的种种原则，提出养生之道必须“法于阴阳，和于术数”“起居有常”。即顺应自然，保护生机遵循自然变化的规律，使生命过程的节奏，随着时间、空间的移易和四时气候的改变而进行调整。

（2）和谐适度的宗旨

养生保健必须整体协调，寓养生于日常生活之中，贯穿在衣、食、住、行、坐、卧之间，事事处处都有讲究。其中一个突出特点，就是和谐适度。体内阴阳平衡，守其中正，保其冲和，则可健康长寿。例如，情绪保健要求不卑不亢，“不偏不倚”，中和适度。又如，节制饮食、节欲保精、睡眠适度、形劳而不倦等，都体现了这种思想。晋代养生家葛洪提出“养生以不伤为本”的观点，不伤的关键即在于遵循自然及生命过程的变化规律，掌握适度，注意调节。

(3)综合、辨证的调摄

人类健康长寿并非靠一朝一夕、一功一法的摄养就能实现的，而是要针对人体的各个方面，采取多种调养方法，持之以恒地进行审因施养。因此，中医养生学一方面强调从自然环境到衣食住行，从生活爱好到精神卫生，从药饵强身到运动保健等，进行较为全面的、综合的防病保健。另一方面又十分重视按照不同情况区别对待，反对千篇一律、一个模式，而是针对各自的不同特点有的放矢，体现中医养生的动态整体平衡和审因施养的思想。历代养生家都主张养生要因人、因时、因地制宜，全面配合。例如，因年龄而异，注意分阶段养生；顺乎自然变化，四时养生；重视环境与健康长寿的关系，注意环境养生等。又如传统健身术的运用原则，提倡根据各自的需要，可分别选用动功、静功或动静结合之功，又可配合导引、按摩等法。这样，不但可补偏救弊、导气归经，有益寿延年之效，又有开发潜能和智慧之功，从而收到最佳摄生保健效果。

(4)适应范围广泛

养生保健实可与每个人的一生相始终。人生自妊娠于母体之始，直至耄耋老年，每个年龄阶段都存在着养生的内容。人在未病之时，患病之际，病愈之后，都有养生的必要。不仅如此，对不同体质、不同性别、不同地区的人也都有相应的养生措施。因此，养生学的适应范围是非常广泛的。它应引起人们的高度重视，全面普及，提高人们养生保健的自觉性，把养生保健活动看作是人生活动的一个重要组成部分。

中医养生学的基本原则

为了便于掌握中医养生学的理论，有必要予以总结和归纳，提出若干基本原则，用以指导养生实践。事实上，千百年来所产生的诸多形式的养生方法，正是遵循了这些基本原则。

(1)协调脏腑

五脏间的协调，即是通过相互依赖，相互制约，生克制化的关系来实现的。有生有制，则可保持一种动态平衡，以保证生理活动的顺利进行。

脏腑的生理，以“藏”“泻”有序为特点。五脏是以化生和贮藏精、神、气、血、津液为主要生理功能；六腑是以受盛和传化水谷、排泄糟粕为其生理功能。藏、泻得宜，机体才有充足的营养来源，保证生命活动的正常进行。任何一个环节发生了故障，都会影响整体生命活动而发生疾病。

脏腑协同在生理上的重要意义决定了其在养生中的作用。从养生角度而言，协调脏腑是通过一系列养生手段和措施来实现的。协调的含义大致有二：一是强化脏腑的协同作用，增强机体新陈代谢的活力。二是纠偏，当脏腑间偶有失和，及时予以调整，以纠正其偏差。这两方面内容，作为养生的指导原则之一，贯彻在各种养生方法之中，如：四时养生中强调春养肝、夏养心、长夏养脾、秋养肺、冬养肾；精神养生中强调情志舒畅，避免五志过极伤害五脏；饮食养生中强调五味调和，不可过偏等，都是遵循协调脏腑这一指导原则而具体实施的。又如：运动养生中的“六字诀”“八段锦”“五禽戏”等功法，也都是以增强脏腑功能为目的而组编的。所以说，协调脏腑是养生学的指导原则之一，应予以足够重视。

(2)畅通经络

经络是气血运行的通道。只有经络通畅，气血才能川流不息地营运于全身。只有经络通畅，才能使脏腑相通、阴阳交贯，内外相通，从而养脏腑、生气血、布津液、传糟粕、御精神，以确保生命活动顺利进行，新陈代谢旺盛。所以说，经络以通为用，经络通畅与生命活动息息相关。一旦经络阻滞，则影响脏腑协调，气血运行也受到阻碍。因此，《素问·调经论》说："五脏之道，皆出于经隧，以行血气，血气不和，百病乃变化而生。"所以，畅通经络往往作为一条养生的指导原则，贯穿于各种养生方法之中。

畅通经络在养生方法中主要作用形式有二：一是活动筋骨，以求气血通畅。太极拳、五禽戏、八段锦、易筋经等，都是用动作达到所谓"动形以达郁"的锻炼目的。活动筋骨，则促使气血周流，经络畅通。气血脏腑调和，则身健而无病；二是开通任督二脉，营运大小周天。在气功导引法中，有开通任督二脉，营运大、小周天之说，任脉起于胞中，循行于胸、腹部正中线，总任一身之阴脉，可调节阴经气血；督脉亦起于胞中，下出会阴，沿脊柱里面上行，循行于背部正中，总督一身之阳脉，可调节阳经气血。任、督二脉的相互沟通，可使阴经、阳经的气血周流，互相交贯，《奇经八脉考》中指出："任督二脉，此元气之所由生，真气之所由起。"因而，任督二脉相通，可促进真气的运行，协调阴阳经脉，增强新陈代谢的活力。由于任督二脉循行于胸腹、背，二脉相通，则气血运行如环周流，故在气功导引中称为"周天"，因其仅限于任督二脉，并非全身经脉，故称为"小周天"。在小周天开通的基础上，周身诸经脉皆开通，则称为"大周天"。所以谓之开通，是因为在气功、导引诸法中，要通过意守、调息，以促使气血周流，打通经脉。一旦大、小周天能够通畅营运，则阴阳协调、气血平和、脏腑得养，精充、气足、神旺，故身体健壮而不病。开通任督二脉，营运大小周天其养生健身作用都是以畅通经络为基础的，由此也可以看出，畅通经络这一养生原则的重要意义。

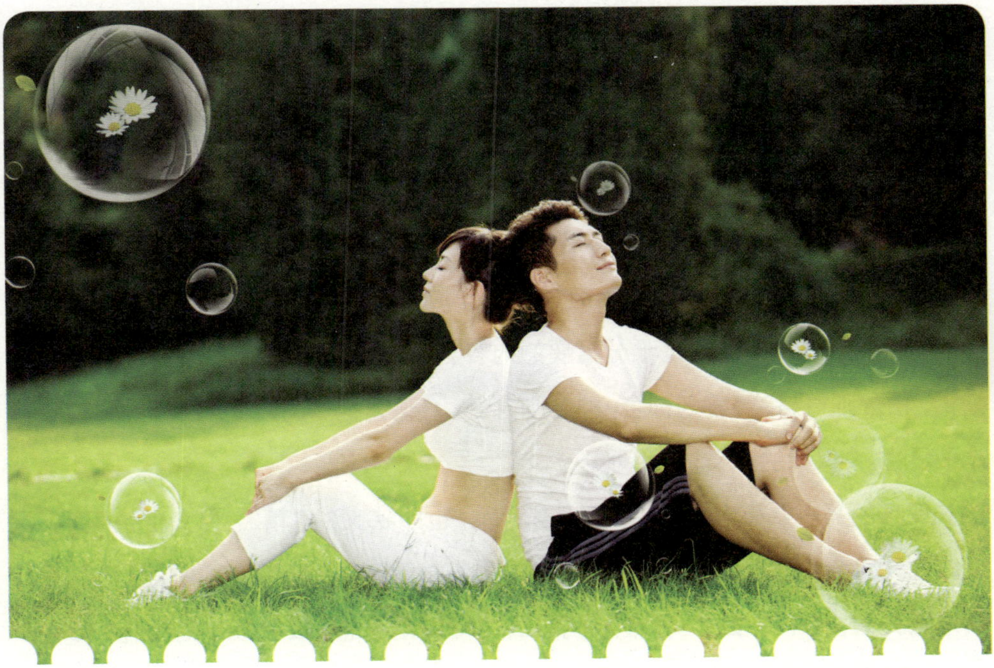

(3)清静养神

在机体新陈代谢过程中，各种生理功能都需要神的调节。故神极易耗伤而受损。因而，养神就显得尤为重要。《素问·病机气宜保命集》中指出："神太用则劳，其藏在心，静以养之。"所谓"静以养之"，主要是指静神不思、养而不用，即便用神，也要防止用神太过而言。《素问·痹论》中说："静则神藏，躁则消亡。"也是这个意思。静则百虑不思，神不过用，身心的清静有助于神气的内守。反之，神气的过用、躁动往往容易耗伤，会使身体健康受到影响。所以，《素问·上古天真论》中说："精神内守，病安从来。"强调了清静养神的养生保健意义。

清静养神是以养神为目的，以清静为大法。只有清静，神气方可内守。清静养神原则的运用归纳起来，大致不外有三。一是以清静为本，无忧无虑，静神而不用，即所谓"恬淡虚无"之态，其气即可绵绵而生；二是少思少虑，用神而有度，不过分劳耗心神，使神不过用，即《类修要诀》所谓："少思虑以养其神。"三是常乐观，和喜怒，无邪念妄想，用神而不躁动，专一而不杂、可安神定气，即《内经》所谓："以恬愉为务"。这些养生原则，在传统养生法中均有所体现。如：调摄精神诸法中的少私寡欲，情志调节；休逸养生中的养性恬情；气功、导引中的意守、调息、入静；四时养生中的顺四时而养五脏；起居养生中的慎起居、调睡眠等，均有清静养神的内容。

(4)节欲保精

由于精在生命活动中起着十分重要的作用，所以，要想使身体健康而无病，保持旺盛的生命力，养精则是十分重要的内容。《类经》明确指出："善养生者，必宝其精，精盈则气盛，气盛则神全，神全则身健，身健则病少，神气坚强，老而益壮，皆本乎精也。"保精的意义，于此可见。

保精的另一方面含义，还在于保养肾精，也即狭义的"精"。男女生殖之精，是人体先天生命之源泉，不宜过分泄漏，如果纵情泄欲，会使精液枯竭，真气耗散而致未老先衰。《千金要方·养性》中指出："精竭则身惫。故欲不节则精耗，精耗则气衰，气衰则病至，病至则身危。"告诫人们宜保养肾精，这是关系到机体健康和生命安危的大事。足以说明，精不可耗伤，养精方可强身益寿。作为养生的指导原则，

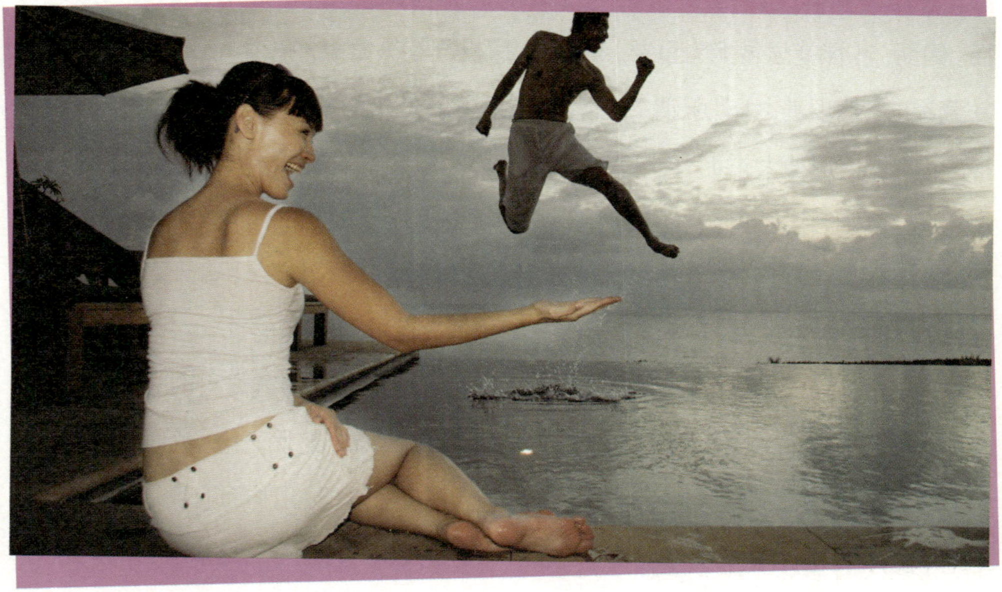

其意义也正在于此。

欲达到养精的目的，必须抓住两个关键环节。其一为节欲。所谓节欲，是指对于男女间性欲要有节制，自然，男女之欲是正常生理要求，欲不可绝，亦不能禁，但要注意适度，不使太过，做到既不绝对禁欲，也不纵欲过度，即是节欲的真正含义。节欲可防止阴精的过分泄漏，保持精盈充盛，有利于身心健康。在中医养生法中，如房事保健、气功、导引等，均有节欲保精的具体措施，也即是这一养生原则的具体体现。其二是保精，此指广义的精而言，精禀于先天，养于水谷而藏于五脏，若后天充盛，五脏安和，则精自然得养，故保精即是通过养五脏以不使其过伤，调情志以不使其过极，忌劳伤以不使其过耗，来达到养精保精的目的，也就是《素问·上古天真论》所说："志闲而少欲，心安而不惧，形劳而不倦"。避免精气伤耗，即可保精。在传统养生法中，调摄情志，四时养生，起居养生等诸法中，均贯彻了这一养生原则。

(5)调息养气

养气主要从两方面入手，一是保养元气，一是调畅气机。元气充足，则生命有活力，气机通畅，则机体健康。

保养正气，首先是顺四时、慎起居，如果人体能顺应四时变化，则可使阳气得到保护，不致耗伤。即《素问·生气通天论》所说："苍天之气清静，则志意治，顺之则阳气固，虽有贼邪，弗能害也。此因时之序。"故四时养生、起居保健诸法，均以保养元气为主。

保养正气，多以培补后天，固护先天为基点，饮食营养以培补后天脾胃，使水谷精微充盛，以供养气。而节欲固精，避免劳伤，则是固护先天元气的方法措施。先天、后天充足，则正气得养，这是保养正气的又一方面。

此外，调情志可以避免正气耗伤，省言语可使气不过散，都是保养正气的措施。

至于调畅气机，则多以调息为主。《类经·摄生类》指出："善养生者导息，此言养气当从呼吸也。"呼吸吐纳，可调理气息，畅通气机，宗气宣发，营卫周流，可促使

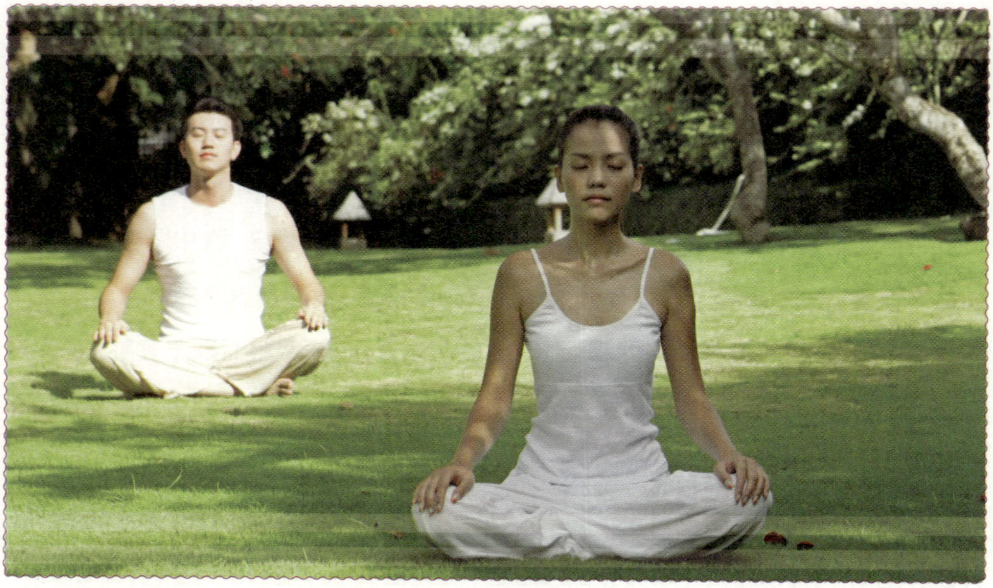

气血流通。经脉通畅。故古有吐纳、调息、气功诸法，重调息以养气。在调息的基础上，还有导引、按摩、健身术以及针灸诸法。都是通过不同的方法，活动筋骨、激发经气、畅通经络，以促进气血周流，达到增强真气运行的作用，以旺盛新陈代谢活力。足以看出，在诸多养生方法中，都将养气作为一条基本原则之一，而具体予以实施，足见养气的重要。

(6)综合调养

人是一个统一的有机体，无论哪一个环节发生了障碍，都会影响整体生命活动的正常进行。所以，养生必须从整体全局着眼，注意到生命活动的各个环节，全面考虑，综合调养。

综合调养的内容，不外着眼于人与自然的关系以及脏腑、经络、精神情志、气血等方面，具体说来，大致有：顺四时、慎起居、调饮食、戒色欲、调情志、动形体，以及针灸、推拿按摩、药物养生等诸方面内容。恰如李梃在《医学人门·保养说》中指出的："避风寒以保其皮肤、六腑"，"节劳逸以保其筋骨五脏"，"戒色欲以养精，正思虑以养神"，"薄滋味以养血，寡言语以养气"。避风寒就是顺四时以养生，使机体内外功能协调；节劳逸就是指慎起居、防劳伤以养生，使脏腑协调；戒色欲、正思虑、薄滋味等，是指精、气、神的保养；动形体、针灸、推拿按摩，是调节经络、脏腑、气血，以使经络通畅、气血周流，脏腑协调；药物保健则是以药物为辅助作用，强壮身体、益寿延年。从上述各个不同方面，对机体进行全面调理保养，使机体内外协调，适应自然变化，增强抗病能力，避免出现失调、偏颇，达到人与自然、体内脏腑气血阴阳的平衡统一，便是综合调养。

综合调养作为养生的指导原则之一，是告诫人们养生要有整体观念。其要点大致如下，在具体运用时要注意以下几点：

①养宜适度养生。能使人增进健康，益寿延年。但在实际调养过程中，也要适度。无论哪种养生方法，适度是一个十分重要的问题。所谓适度，就是要恰到好处。简言之，就是养不可太过，也不可不及。过分注意保养，则会瞻前顾后，不知所措，稍劳则怕耗气伤神；稍有寒暑之变，便闭门不出；以为食养可益寿，便强食肥鲜；恐惧肥甘厚腻，而节食少餐；如此，等等，虽然意求养生，但自己却因养之太过而受到约束，这也不敢，那也不行。不仅于健康无益，反而有害。所以，养生应该适度，按照生命活动的规律，做到合其常度，才能真正达到“尽终其天年”的目的。

②养勿过偏。综合调养亦应注意不要过偏。过偏大致有两种情况，一种情况是认为“补”即是养。于是，饮食则强调营养，食必进补；起居则强调安逸，以静养为第一；为求得益寿延年，还以补益药物为辅助。当然，食补、药补、静养都是养生的有效措施，但用之过偏而忽略了其地方面，则也会影响健康。食补太过则营养过剩，药补太过则会发生明阳偏盛，过分静养，只逸不劳则动静失调，都会使机体新陈代谢产生失调。一种情况是认为“生命在于运动”，只强调“动则不衰”，而使机体超负荷运动，消耗大于供给，忽略了动静结合，劳逸适度，同样会使新陈代谢失调，虽然主观愿望是想养生益寿，但结果往往是事与愿违。所以，综合调养主张动静结合、劳逸结合、补泻结合、形神共养，要从机体全身着眼，进行调养，不可失之过偏，过偏则失去了养生的意义，虽有益寿延年的愿望，也很难达到预期的目的，不仅无益，反而有害。

③审因施养。综合调养在强调全面、协调、适度的同时，也强调养宜有针对性。所谓审因施养，就是指要根据实际情况，具体问题，具体分析，不可一概而论。一般说来，可因人、因时、因地不同而分别施养。不能千人一面，统而论之。详见第十六章。

(7)持之以恒

恒，就是持久，经常之意。养生保健不仅要方法合适，而且要经常坚持不懈地努力，才能不断改善体质。只有持之以恒地进行调摄，才能达到目的。其大要有以下三点：

①养生贯穿一生。在人的一生中，各种因素都会影响最终寿限，因此，养生必须贯穿人生的自始至终。中国古代养生家非常重视整体养生法。金元时期著名医家刘完素提出人一生“养、治、保、延”的摄生思想。明代张景岳特别强调胎孕养生保健和中年调理的重要性。张氏在《类经》中指出：“凡寡欲而得之男女，贵而寿，多欲而得之男女，浊而夭”。告诫为人父母者生命出生之前常为一生寿夭强弱的决定性时期，应当高度重视节欲节饮，以保全精血，造福后代。刘完素在《素问·病机气宜保命集》指出：“人欲抗御早衰，尽终天年，应从小入手，苟能注重摄养，可收防微杜渐之功。”根据少年的生理特点，刘氏提出“其治之之道，节饮食，适寒暑，宜防微杜渐，用养性之药，以全其真”。张景岳主张小儿多要补肾，通过后天作用补先天不足。保全真

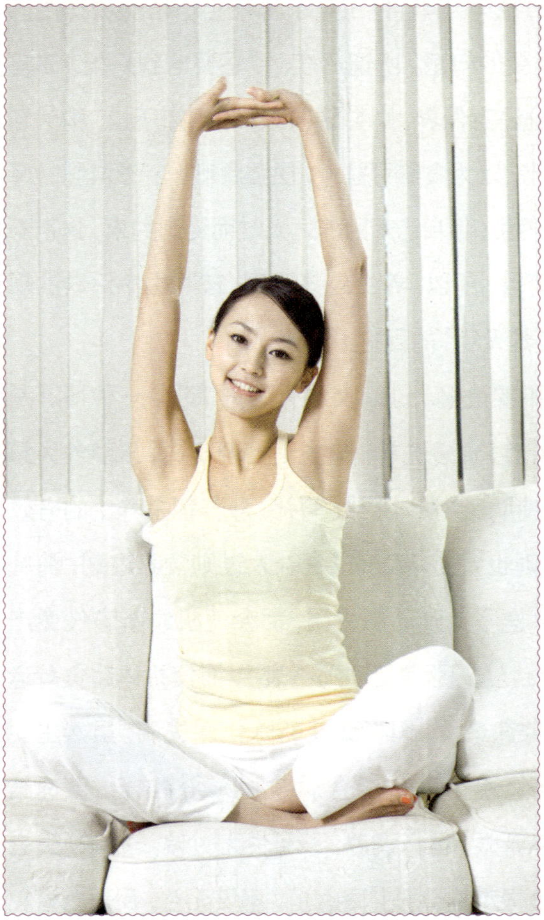

元对中年健壮，有重要意义。人的成年时期是一生中的兴旺阶段，据此特点，刘完素认为："其治之之道，辨八邪，分劳佚，宜治病之药，当减其毒，以全其真。"这种"减毒"预防正思想，对于抗御早衰具有很要作用。张景岳更强调指出："人于中年左右，当大为修理一番，则再振根基，尚余强半。"通过中年的调理修整，为进入老年期做好准备。人到老年，生理功能开始衰退。故刘完素指出："其治之之道顺神养精，调腑和脏，行内恤外护。"旨在内养精、气、神，外避六淫之邪，保其正气，济其衰弱。对于高龄之人，可视其阴阳气血之虚实，有针对性地采取保健措施。刘完素指出："其治之之道，餐精华，处奥庭，燮理阴阳，周流和气，宜延年之药，以全其真。"（《素问·病机气宜保命集》）根据高年之生理特点，适当锻炼，辅以药养和食养，有益于延年益寿。古人的这种整体养生思想比较符合现代对人体生命和养生的认识。

②练功贵在精专。中医养生保健的方法很多。要根据自己各方面的情况，合理选择。选定之后，就要专一、精练，切忌见异思迁，朝秦暮楚。因为每一种功法都有自身的规律，专一精练能强化生命运动的节律，提高生命运动的有序化程度。如果同时练几种功法，对每一种功法都学不深远，则起不到健身作用，而且各种功法的规律不完全相同，互有干扰，会影响生命活动的有序化，身体健康水平不可能提高。

古人云，药无贵贱，中病者良；法无优劣，契机者妙。练功要想有益健康，就得遵循各种功法的自身规律，循序渐进，坚持不懈，专心致志去练，不可急于求成，练得过多过猛。只要树立正确态度，做到"三心"，即信心、专心、恒心，掌握正确的方法，勤学苦练，细心体会，一定能取得强身健身的效果。

③养生重在生活化。提倡养生生活化，就是要积极主动地把养生方法溶化在日常生活的各个方面。因为作、息、坐、卧、衣、食、住、行等，必须符合人体生理特点、自然和社会的规律，才能给我们的工作、学习和健康带来更多的益处。总之，养生是人类之需，社会之需，日常生活中处处都可以养生，只要把养生保健的思想深深扎根生活之中，掌握健身方法，就可做到防病健身，祛病延年，提高健康水平。

常用的养生方法

(1) 精神养生　就是在“天人相应”整体观念的指导下，通过怡养心神、调摄情志、调剂生活等方法，保护和增强人的心理健康，达到形神高度统一、提高健康水平的目的。所谓“健康”，不仅仅是没有疾病和虚弱现象，还要有良好的精神状态和社会适应能力。由精神因素引起的心身疾患已是当代社会普遍存在的多发病和流行病。长期以来，对精神心理卫生重视不够。因此，要想从根本上提高人口素质，必须重视精神心理卫生的研究和运用。

(2) 环境与养生　环境与养生，中心是人。环境即指围绕人们的客观

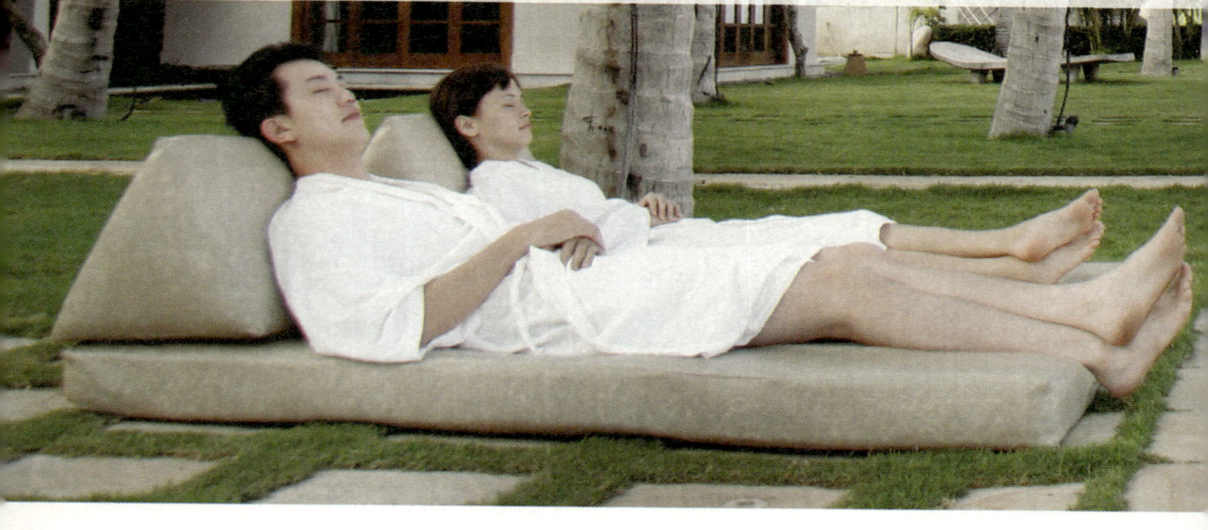

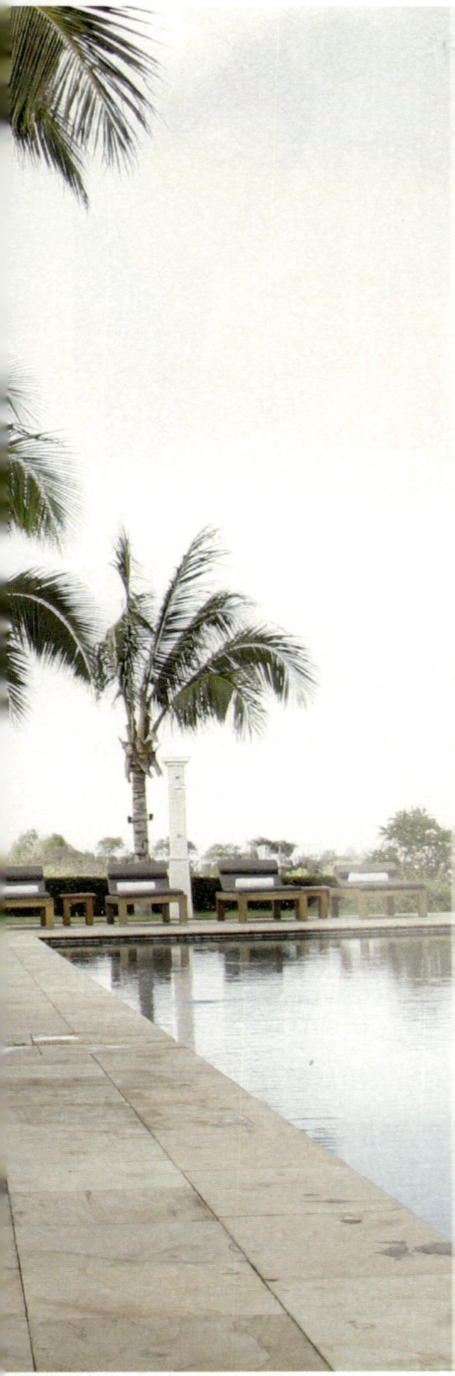

事物的总和。本章主要探讨环境对人类健康的影响，阐明与环境有关的疾病的发生、发展规律，提出改善环境质量的一些基本方法，指导人们选择和创造适宜的生活环境，使其与人体生命活动规律协调一致，从而预防疾病，增强体质，保护人体健康。

（3）起居作息与养生 起居调摄主要指对日常生活中各个方面进行科学安排及采取一系列健身措施，以达到祛病强身、益寿延年的目的。起居调摄所包含的内容很多，衣食住行、站立坐卧、苦乐劳逸等的养生措施都属起居调摄范畴。

（4）睡眠养生 睡眠，本属“起居作息”范畴，人的一生约有三分之一的时间是在睡眠中度过，因此显得特别重要，而且睡眠养生的内容又十分丰富。

所谓睡眠养生就是根据宇宙与人体阴阳变化的规律，采用合理的睡眠方法和措施，以保证睡眠质量，恢复机体疲劳，养蓄精神，从而达到防病治病、强身益寿的目的。

阴阳是人体的生理需要，也是维持生命的重要手段。可以说睡眠与生存有着同等的意义。历代医家和养生家对睡眠养生都很重视，科学的摄生保健更需要全面掌握睡眠的规律及方法。

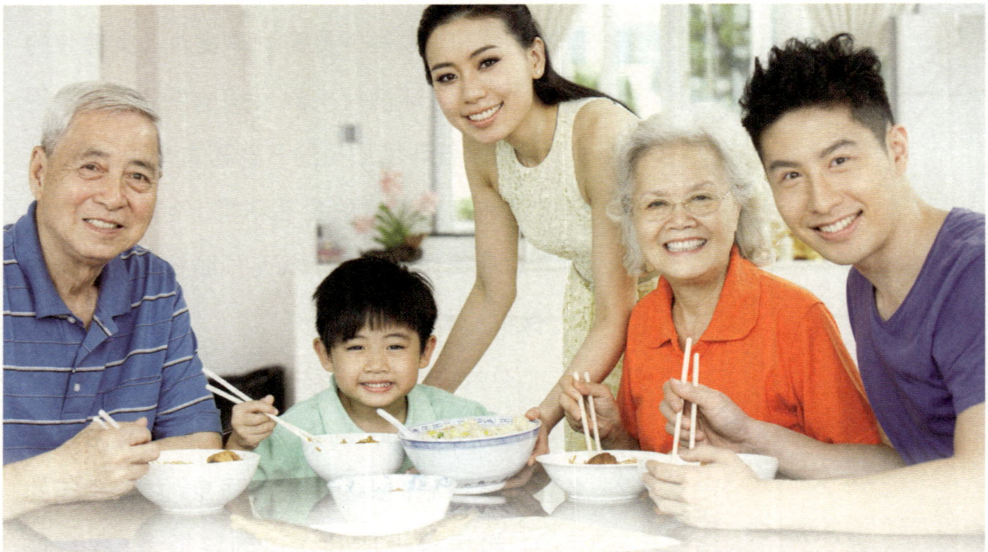

(5)饮食养生　饮食养生，是按照中医理论，调整饮食，注意饮食宜忌，合理地摄取食物，以增进健康，益寿延年的养生方法。

饮食是供给机体营养物质的源泉，是维持人体生长、发育，完成各种生理功能，保证生命生存的不可缺少的条件。《汉书·郦食其传》所说："民以食为天"，就是这个意思。古人早就认识到了饮食与生命的重要关系。他们在长期实践中积累了丰富的知识和宝贵经验，逐渐形成了一套具有中华民族特色的饮食养生理论，在保障人民健康方面发挥了巨大作用。

饮食养生的目的在于通过合理而适度地补充营养，补益精气，并通过饮食调配，纠正脏腑阴阳之偏颇，从而增进机体健康、抗衰延寿。由于饮食为人所必需，而饮食不当，又最易影响健康，故食养是中医养生学中的重要组成部分。

(6)房事与养生　房事，又称为性生活。房事养生，就是根据人体的生理特点和生命的规律，采取健康的性行为，以防病保健，提高生活质量，从而达到健康长寿的目的。性行为是人类的一种本能，是人类生活的重要内容之一，故有人把性生活、物质生活和精神生活一起列为人类的三大生活。房事保健的根本任务，是使人的性生理、心理、性爱等一系列活动符合规律，通过宣传教育，使人们掌握性的必要知识和正规的性行为，培养高尚的性道德，建设社会主义的性文明，提高人口的素质。

(7) 运动养生　运用传统的体育运动方式进行锻炼，以活动筋骨，调节气息，静心宁神来畅达经络，疏通气血，和调脏腑，达到增强体质，益寿延年的目的，这种养生方法称为运动养生，又称为传统健身术。

“动则不定”是我们中华民族养生、健身的传统观点。早在数千年以前，体育运动就已经被作为健身、防病的重要手段之一而广为运用。

中医将精、气、神称为“三宝”，它们与人体生命息息相关。运动养生则紧紧抓住了这三个环节，调意识以养神；以意领气，调呼吸以练气，以气行推动血运，周流全身；以气导形，通过形体、筋骨关节的运动，使周身经脉畅通，营养整个机体。如是，则形神兼备，百脉流畅，内外相和，脏腑协调，机体达到“阴平阳秘”的状态，从而增进机体健康，保持旺盛的生命力。

(8) 娱乐养生　中医养生学有其丰富的内容及独特的养生方法，运用娱乐的形式怡养身体是其中之一。重视和培养广泛的兴趣和爱好，工作之余，进行各种娱乐活动，对怡神养性，防病健身，具有十分重要的意义。

所谓娱乐养生，是指通过轻松愉快、活泼多样的活动，在美好的生活气氛和高雅的情趣

补充营养，增进机体健康、抗衰延寿

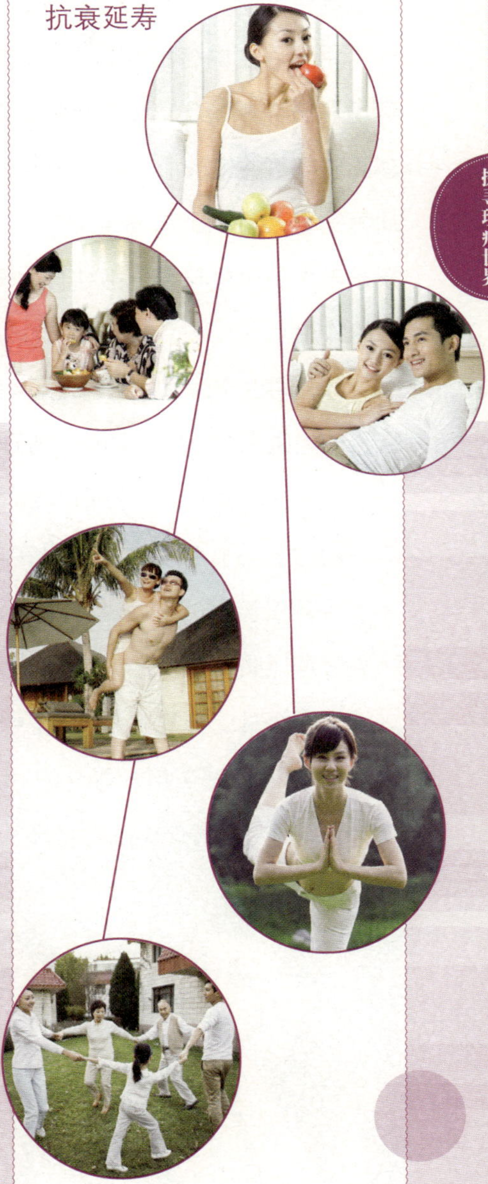

之中，人们舒畅情志、怡养心神，增加智慧、动筋骨、活气血、锻炼身体，增强体质，寓养生于娱乐之中，达到养神健形，益寿延年的目的，这种养生方法，称之为娱乐养生。

用于养生的各种娱乐活动，其内容健康，情趣高雅，生动活泼。在轻松愉快的环境和气氛中，给人以美的享受。情志畅达，赏心悦目，则百脉疏通，气血调和；情趣高雅则可益智养心，故具有怡养神情之作用。娱乐活动的形式多样，动静不拘，可动静结合，柔刚相济，既可调养心神，又能活动筋骨，因而具有形神兼养之功。由于娱乐养生是养生与娱乐相结合的一种完善形式，养、乐结合，寓养于乐，故有身心兼养的作用。

娱乐养生的活动主要在业余生活中，用健康而美好的“娱乐”形式，调剂和丰富我们的生活。因此必须科学合理的运用，才能起到良好作用。

(9)浴身保健　浴身，俗指洗澡，雅称沐浴。古时，“沐”指洗头发；“浴”指洗身体，现合为一词，包括洗头洗身在内。

浴身保健系指利用水、日光、空气、泥沙等有形的或无形的天然物理因素，来沐浴锻炼以防病健身的方法。

根据浴身的方式方法不同，可分别起到发汗解表、祛风除湿、行气活血、舒筋活络、调和阴阳、振奋精神等作用。现代医学认为，沐浴可促进机体体温调节，改善血液循环和神经系统的功能状态，加速各组织器官的新陈代谢。

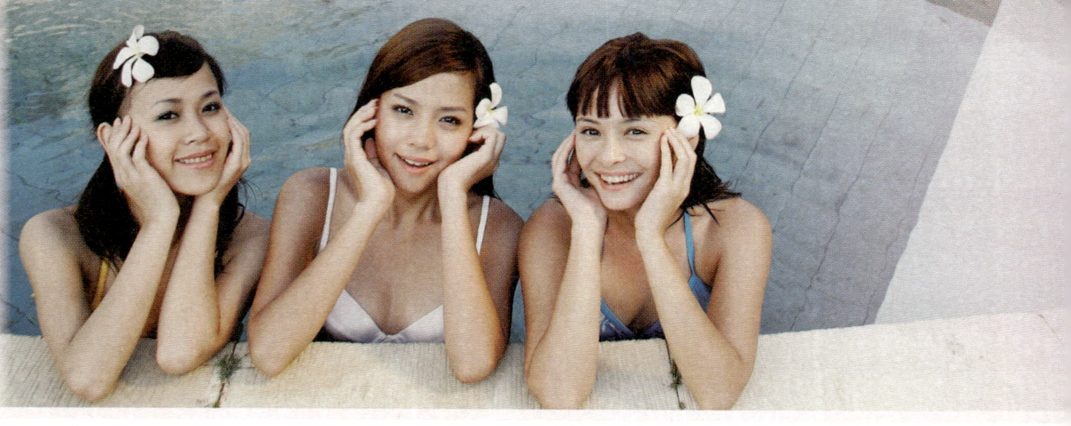

（10）针、灸、按摩保健 针、灸、按摩是祖国医学中的重要组成部分。它不仅是中医治疗学的重要手段，也是中医养生学中的重要保健措施和方法。利用针、灸、按摩进行保健强身，是中医养生法的特色之一。

《灵枢·经别篇》说："十二经脉者，人之所以生，病之所以成，人之所以治，病之所以起。"说明人的生长与健康，病的酿成与痊愈，与人体经络有密切关系。针、灸、按摩就是根据有关经络俞穴的理论，运用不同的方法调整经络气血，借以通达营卫，谐调脏腑，达到增强体质，防病治病的目的。而通于保健强身、益寿延年者，则属于养生范畴，称之为针、灸、按摩保健。

针、灸、按摩，方法各有不同，但其基本点是相同的，都以中医经络学说为基础，以调整经络、刺激俞穴为基本手段，以激发营卫气血的运行，从而起到和阴阳、养脏腑的作用。

三种方法不同之处，在于使用的工具、实施的手法及形式不同。就其作用而言，也有所侧重，针法是用不同的针具刺激人体的经络俞穴，通过实施提、插、捻、转、迎、随、补、泻等不同手法，以达到激发经气、调整人体机能的目的。其所用工具为针，使用方法为刺，以手法变化来达到不同的效果；灸法则采用艾绒或其他药物，借助于药物烧灼，熏熨等温热刺激，以温通气血。其所用物品为艾绒等药物，使用方法为灸，以局部温度的刺激来达到调整机体的作用。按摩则是用手指、掌或辅助按摩器械对人体的经络、俞穴、肢体、关节等处，施以按、点、揉、搓、推、拿、抓、打、压等手法，以舒筋活血，调和表里。三种方法其实均施以手法为主，是以不同手法达到不同目的。三种方法各有特长，针刺有补有泻；灸法长于温补、温通；按摩则侧重于筋骨关节，属于中医外治法中三种不同类型的方法。

在中医养生的实际应用中，灸法及按摩运用较为普遍，针刺古代多有运用，而今似不如灸及技摩应用的广泛。三者常可配合使用。欲获近期效果时，可用针法。然而对禁针的穴位，或不宜针法者，则可用灸。灸法往往较缓而持久，欲增强其效果，亦可配以针法。针而宜温者，可针、灸并施。不宜针、灸者，可用按摩法。

(11) 药物养生　具有抗老防衰作用的药物，称为延年益寿药物。运用这类药物来达到延缓衰老，健身强身目的的方法，即是药物养生。千百年来，历代医家不仅发现了许多益寿延年的保健药物，而且也创造出不少行之有效的抗衰防老的方剂，积累了丰富的经验，为人类的健康长寿做出了巨大贡献。

人体健康长寿很重要的条件是先天禀赋强盛，后天营养充足。脾胃为后天之本，气血生化之源，机体生命活动需要的营养，都靠脾胃供给。肾为先天之本，生命之根，元阴元阳之所在，肾气充盛，机体新陈代谢能力强，衰老的速度也缓慢，正因如此，益寿方药的健身防老作用，多立足于固护先天、后天，即以护脾、肾为重点，并辅以其他方法，如行气、活血、清热、利湿等以达到强身、保健的目的。

《中藏经》中指出："其本实者，得宣通之性必延其寿；其本虚者，得补益之情必长其年。"用方药延年益寿，主要在于运用药物补偏救弊，调整机体阴阳气血出现的偏差，协调脏腑功能，疏通经络血脉。而机体的偏颇，不外虚实两大类，应本着"虚则补之，实则泻之"的原则，予以辨证施药。虚者，多以气血阴阳的不足为其主要表现。在方药养生中，即以药物进补，予以调理，气虚者补气，血虚者养血，阴虚者滋阴，阳虚着壮阳，补其不足而使其充盛，则虚者不虚，身体可强健而延年；实者，多以气血痰食的郁结、壅滞为主要表现。在方药养生方面，即以药物宣通予以调理，气郁者理气，血瘀者化淤，湿痰者化湿，热盛者清热，寒盛者驱寒，此为泻实之法，以宣畅气血、疏通经络、化湿导滞、清热、驱寒为手段，以达到行气血、通经络、协调脏腑的目的，从而使人体健康长寿。此外，必须指出，纯虚者是较为少见的。这是因为正气虚者往往兼有实邪，用药自当补中有泻，泻中有补。故程国彭指出："用药补正，必兼泻邪，邪去则补自得力。"

总之，无论补虚、泻实，皆以补偏救弊来调整机体，起到益寿延年的作用。用之得当，在一定程度上可起到益寿延年的作用。但药物不是万能，如果只依靠药物，而不靠自身锻炼和摄养，毕竟是被动的，消极的。

(12) 因人养生　根据年龄、性别、体质、职业、生活习惯等不同特点，有针对性地选择相应的摄生保健方法，即是因人养生。

人类本身存在着较大的个体差异，这种差异不仅表现于不同的种族，而且存在于个体之间。不同的个体可有不同的心理和生理特征，对疾病的易感性也不相同。这就要求我们在养生的过程中，应当以辨证思想为指导，因人施养，才能有益于机体的身心健康，达到益寿延年的目的。

(13)体质养生　体质是指人体禀赋于先天，受后天多种因素影响，在其生长发育和衰老过程中，所形成的形态和心理，生理功能相对稳定的特征，这种特性往往决定着机体对某些致病因素的易感性和病变过程的倾向性。现代生物学研究认为。人具有区别于其他动物的共性，同时在人类群体中也普遍存在着个体差异，这种个体差异的研究完全支持了中医的体质学说。

中医的体质概念与人们常说的气质不同。所谓气质，是指人体在先后天因素影响下形成的精神面貌、性格、行为等心理功能，即神的特征，而体质是形与神的综合反映。因此，二者有着不可分割的内在联系，但体质可以包括气质，气质不等于体质。

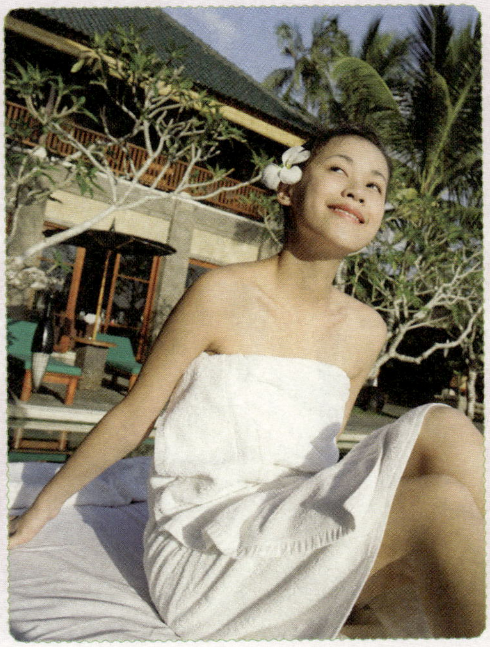

人们在实践中认识到，体质不是固定不变的，外界环境和发育条件，生活条件的影响，都有可能使体质发生改变。因此，对于不良体质，可以通过有计划的改变周围环境，改善劳动、生活条件和饮食营养，以及加强体格锻炼等积极的养生措施，提高其对疾病的抵抗力，纠正其体质上的偏颇，从而达到防病延年之目的。

(14)部位养生　人是一个有机的整体，人体的各个部位，如头部、颜面、五官九窍、皮肤、躯干、四肢、五脏六腑等，都是这个整体的一部分。局部和整体是密不可分的。只有整体功能健旺，机体各部分的功能才能正常。反过来，任何局部功能障碍也必然会影响到整体功能。本章主要讨论对机体不同部位的组织、器官进行有针对性的防护保健。其基本特点是，从整体观念出发，从局部保健入手。

由于一个人工作、学习、休息以外的时间是有限的。要求对全身众多的部位进行系统的全面的保健是不现实的。因此，在具体应用时，亦当根据审因施养的原则精神，结合个人的实际情况，有针对性地选择若干重点部位与方法进行防护保健。

(15) 因时养生　因时养生，就是按照时令节气的阴阳变化规律，运用相应的养生手段保证健康长寿的方法。这种“天人相应，顺应自然”的养生方法，是中国养生学的一大特色。

①春夏养阳，秋冬养阴

《易·系辞》中说：“变通莫大乎四时。”四时阴阳的变化规律，直接影响万物的荣枯生死，人们如果能顺从天气的变化，就能保全“真气”，延年益寿，否则就会生病或夭折。所以，《素问四气调神大论》说：“夫四时阴阳者，万物之根本也。所以圣人春夏养阳，秋冬养阴，以从其根，故与万物沉浮于生长之门。逆其根，则伐其本，坏其真矣。故四时阴阳者，万物之始终也，死生之本也。逆之则灾害生，从之则苛疾不起，是谓得道。”简要告诉人们，四时阴阳之气，生长收藏，化育万物，为万物之根本。春夏养阳，秋冬养阴，乃是顺应四时阴阳变化的养生之道的关键。所谓春夏养阳，即养生养长；秋冬养阴，即养收养藏。

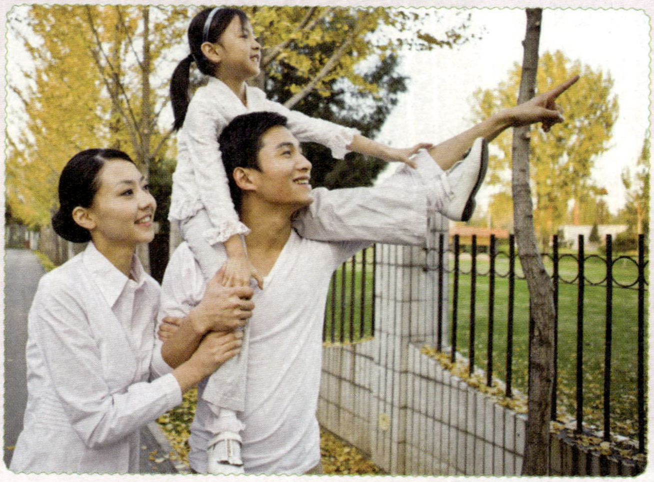

春夏两季，天气由寒

转暖，由暖转暑。是人体阳气生长之时，故应以调养阳气为主；秋冬两季，气候逐渐变凉，是人体阳气收敛，阴精潜藏于内之时，故应以保养阴精为主。春夏养阳，秋冬养阴，是建立在阴阳互根规律基础之上的养生防病的积极措施。正如张景岳所说："阴根于阳，阳根于阴，阴以阳生，阳以阴长，所以古人春夏养阳以为秋冬之地，秋冬养阴以为春夏之地，皆所以从其根也。今人有春夏不能养阳者，每因风凉生冷伤其阳，以致秋冬多患病泄，此阴脱之为病也。有秋冬不能养阴者，每因纵欲过度伤此阴气，以及春夏多患火症，此阳盛之为病也。"所以，春夏养阳，秋冬养阴，寓防于养，是因时养生法中的一项积极主动的养生原则。

②春捂秋冻

春季，阳气初生而未盛，阴气始减而未衰。故春时人体肌表虽应气候转暖而开始疏泄，但其抗寒能力相对较差，为防春寒，气温骤降，必须注意保暖，御寒，有如保护初生的幼芽，使阳气不致受到伤害，逐渐得以强盛，这就是"春捂"的道理。秋天，则是气候由热转寒的时候，人体肌表亦处于疏泄与致密交替之际。此时，阴气初生而未盛，阳气始减而未衰，故气温开始逐渐降低，人体阳气亦开始收敛，为冬时藏精创造条件。故不宜一下子添衣过多，以免妨碍阳气的收敛，此时若能适当地接受一些冷空气的刺激，不但有利于肌表之致密和阳气的潜藏，对人体的应激能力和耐寒能力也有所增强。所以，秋天宜"冻"。可见，"春捂""秋冻"的道理，与"春夏养阳，秋冬养阴"是一脉相承的。

③慎避虚邪

人体适应气候变化以保持正常生理活动的能力，毕竟有一定限度。尤其在天气剧变，出现反常气候之时，更容易感邪发病。因此，人们在因时养护正气的同时，非常有必要对外邪的审识避忌。只有这样，两者相辅相成，才会收到如期的成效。《素问·八正神明论》说："四时者，所以分春秋冬夏之气所在，以时调之也，八正之虚邪而避之勿犯也。"这里所谓的"八正"，又称"八纪"，就是指二十四节气中的立春、立夏、立秋、立冬、春分、秋分、夏至、冬至八个节气。它是季节气候变化的转折点，天有所变，人有所应，故节气前后，气候变化对人的新陈代谢也有一定影响。体弱多病的人往往在交节时刻感到不适，或者发病甚至死亡。所以《素问阴阳应象大论》有“天有八纪地有五里，故能为万物之母”之说。把“八纪”作为天地间万物得以生长的根本条件之一，足见节气对人体影响的重要。因而，注意交节变化，慎避虚邪也是四时养生的一个重要原则。

经验告诉人们，一些急病重症，往往在节气日前后发病，在节气日前后死亡。因此，重视交节前后的自我调护，不但对年老体弱者具有重要意义，对年富力强者也不例外，除了分别根据节气所在不同季节的养生方法进行调摄外，必须注意下列各点：

①节气日前后两三天。要注意保存体力，不要熬夜，要保证有充足的睡眠时间。不要过分劳累，尤其不可劳汗当风。

②节气日前后，要注意情绪的稳定和乐观。尽量避免情绪冲动。

③注意饮食适度，不吃过寒、过热及不易消化的食物，保持大便通畅。

④要注意及时增减衣服，谨防外邪侵袭机体。

⑤在四立、二至、二分八个大的节气日前后，尤其要十分慎重，年老体弱的人，可适当服些保健药物（如六味地黄丸、补中益气丸等），一些救急药物，应随身携带，以防万一。

(16)区域养生　区域，指一定的地理范围。区域养生，系根据不同区域的地理特点，选择相应的保健措施，以防治疾病，益寿延年。本章主要探讨区域与人体健康的关系，以求充分利用不同区域对人体健康有利的因素，努力克服不良地理条件对人体的侵害，使人类与自然的关系更加和谐统一。

在我国古籍及医典中，通常以地理方位和地形特点相结合，分为东、西、南、北、中五方。其中，西、北方地势较高峻陡峭，东、南和中方相对平缓低洼，这种方法同我国辽阔疆土的形态趋势基本吻合。而在现代的认识和继承前人经验的基础上，随着科学技术的进步，以及对环境和健康问题认识的深化，近几十年来，作为医学与

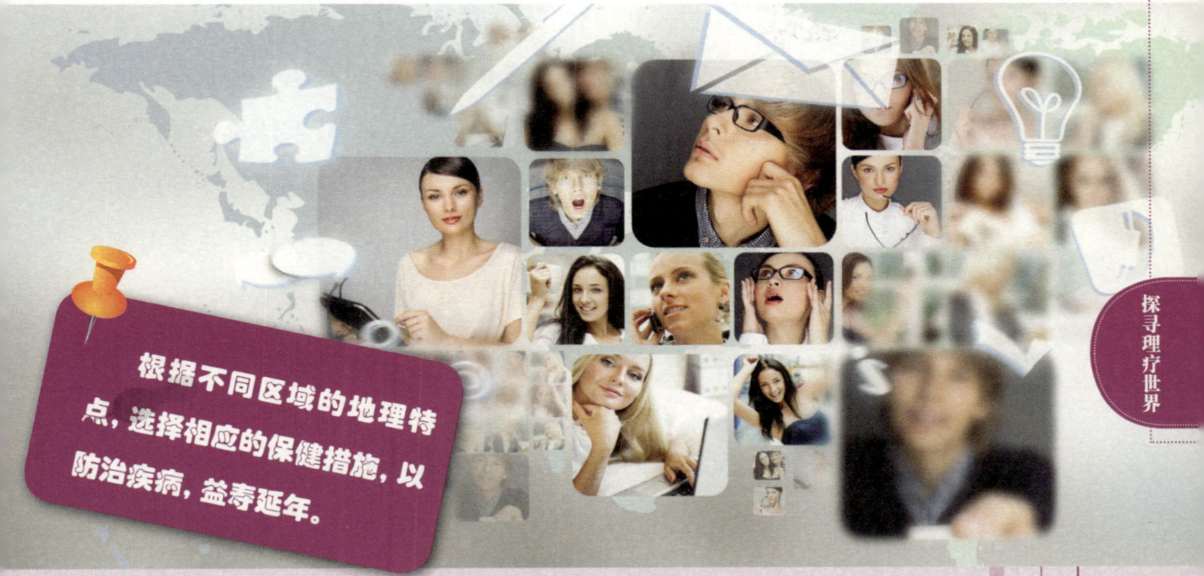

地理学交叉综合而形成的一门新兴学科——医学地理学得到长足的发展。

①从流行病学和病因学方面，探讨一些地方病、流行病和疑难病，取得显著成效。如对克山病、大骨节病、地方性甲状腺肿、地方性氟中毒及其他自然疫源性疾病致病环境的调查研究，以及通过化学地理环境预防疾病，都获得一定的发展。

②对癌症高发区的地理调查方面，开展了癌症高发区地理环境现场联合调查，分析了环境因素，检查了可疑致癌物质，积极寻找地区癌症高发的主导环境因素。例如几年来经过大量人口调查和较大面积的病因研究，发现某些地区食管癌发病率高与地理环境有密切关系，在当地环境中存在着某种致癌物质，或某些微量元素。

③治理污染。随着现代化的发展，社会各阶层关注到多种污染源对人体、大气、土壤的污染，并最终危及人的健康问题。1989年我国通过了《环境保护法》，先后设立了环保的管理、科研机构，积极加强环保措施。从医学地理学角度，也开展库区、灌区、河道、城市的污染调查、治理和监测。将筛选和引种对大气污染物具有一定对抗性的植物，作为新的研究课题。

④利用自然环境以养生。古人利用有利于人的自然环境，如高山、海岛、风景区、建筑庙宇或行宫，虽原是僧侣或皇族为追求长生、享乐的地方，但也反映出前人已认识到良好的自然环境有益于人体健康。用今天的观点来看，实际是一种疗养地建设的萌芽。新中国成立后，随着国民经济的恢复和发展，疗养事业日益受到重视。充分利用自然界赋予我们的宝贵地理资源造福人民，也是养生保健的重要内容之一。目前，在全国范围内已形成几十个风景优美、环境宜人、风格迥导的疗养地区，如海滨疗养地、山地疗养地、矿泉疗养地、风景疗养地等。新疆吐鲁番还建有沙漠疗养机构。

中医养生学是一门古老又新兴的学科。由于历史条件的限制，它并非已完美无缺，如何运用现代科学技术成果，使其内容更加完整、更加科学化，尚须作深入的探讨。此外，还有很多散在民间的养生经验方法和措施，有待进一步收集、整理和提高。所以，我们不仅要把古人养生的宝贵遗产很好地继承下来，并且在养生实践中，运用现代科学知识与方法，进一步充实、丰富、发展中医养生学，把它提高到一个新的水平。

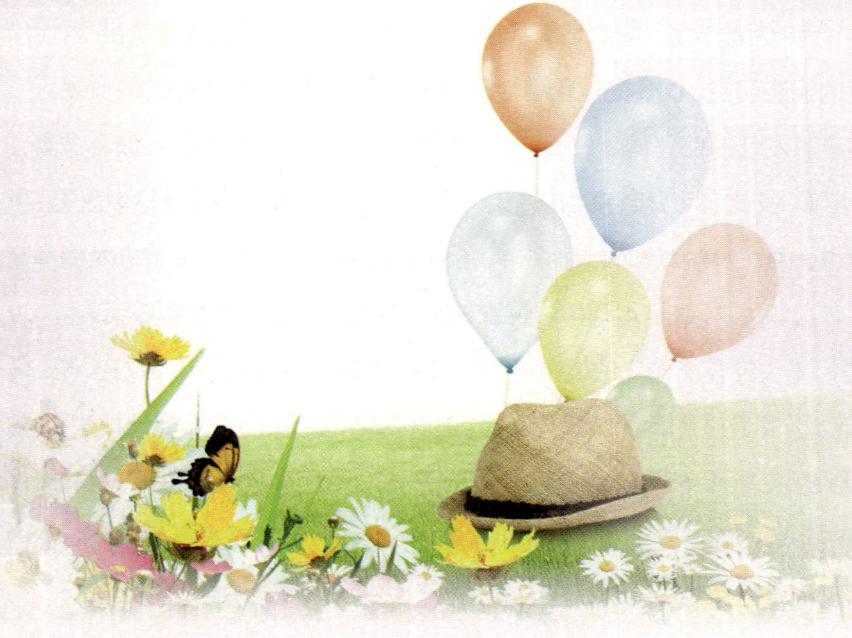

中医疗法的神奇妙用针灸

针灸

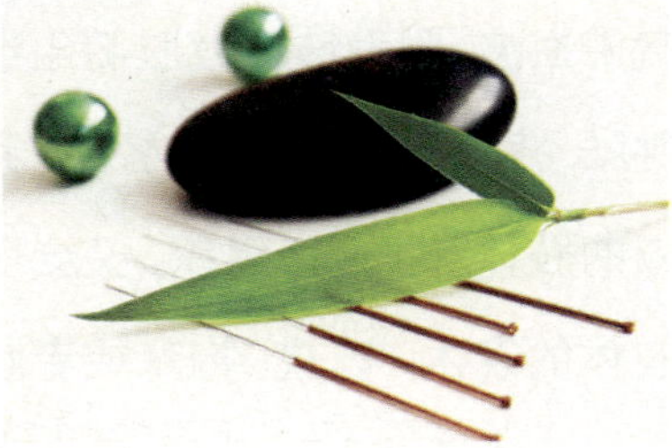

针灸学是以中医基本理论为指导、经络俞穴理论为基础，运用针刺、艾灸及其他方法，刺激人体的一定部位，达到防治疾病的一门临床学科，是中医学的重要组成部分。因其具有适应证广、疗效明显、操作方便、经济安全、不良反应少等优点，几千年来深受广大人民的欢迎，对中华民族的繁衍昌盛作出了重大的贡献。

针灸的生命力在于临床疗效。1979年12月，世界卫生组织向全世界推荐了43种针灸治疗的适应证，有力地推动了针灸走向世界。但是，这种归纳尚不全面。据天津中医药大学的最新研究总结，针灸治疗的病种涵盖16类病谱、计461个病种之多。对于肌肉骨骼和结缔组织系统、神经系统、消化系统和泌尿生殖系统、精神和行为障碍、皮肤和皮下组织疾病，针灸的治疗效果尤为突出。对于多种难治性疾病、原因不明性疾病、体质性疾病与心因性疾病，针灸可成为有力的治疗和辅助治疗手段。目前，世界上已有140多个国家和地区正在应用和研究针灸疗法治疗各种疾病，全世界针灸从业人员逾数十万，针灸医学作为中医药国际化的先锋，对世界医学的发展正产生着深远而广泛的影响。

针灸治病是采用独特的针刺和艾灸等方法来达到其防治疾病的目的，具有调和阴阳、扶正祛邪、疏通经络的作用。

(1)疏通经络

①疏通经络是针灸治病最主要、最直接的作用。

中医理论中“不通则痛”，即指经络闭阻不通而引发的多种病症。经络闭阻不通，气血流行不畅，甚至气滞血瘀，引发肢体或脏腑组织的肿胀、疼痛。气血不能正常运行到相应的肢体和脏腑、组织，又会引起肢体的麻木、萎软、拘挛或者脏腑组织功能活动失去平衡。针灸之法可以疏通经络，《黄帝内经》称之为“解结”。解结，就是疏通经脉，使脉道通利，气血流畅。

②疏通经络就是调理经气。

针灸具有疏通经络、调理气血的作用。针灸治病就是采用针法或灸术，作用于经络、俞穴，通过经气的作用，疏通经络，调理气血，排除致病因素，治愈疾病。

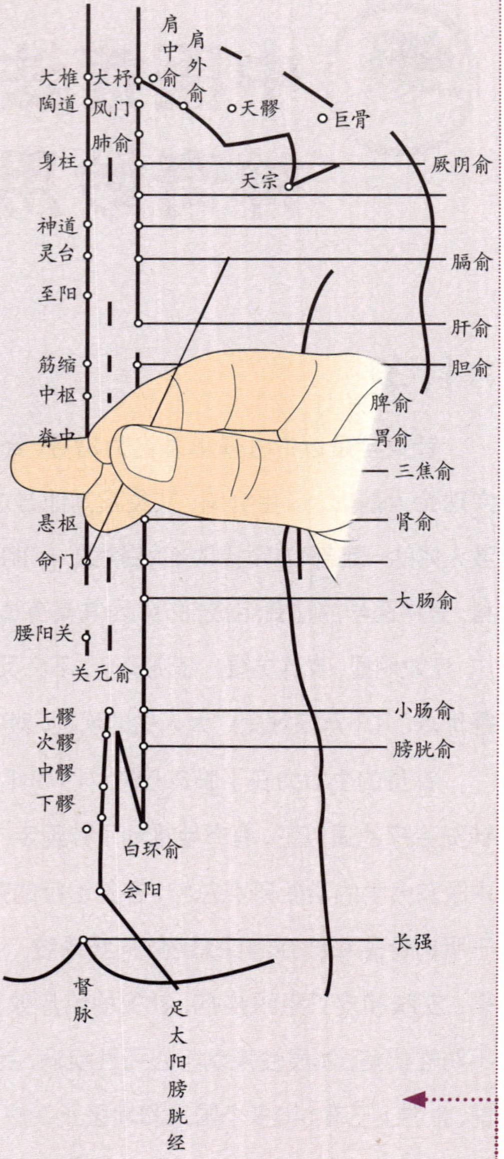

③针灸具有良好的镇痛作用。

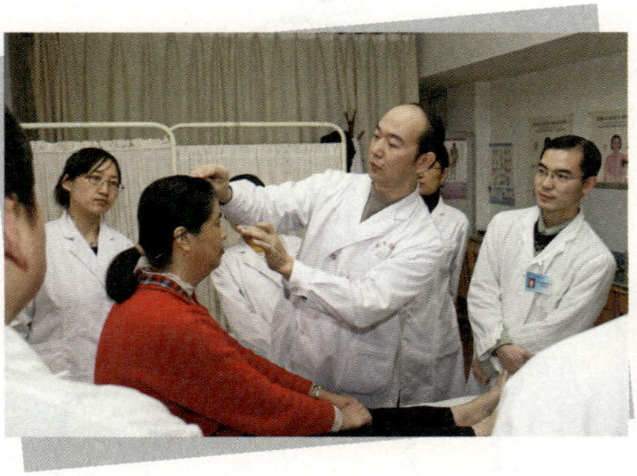

中医学认为，大凡疼痛，多由经络闭阻不通、气血瘀滞不行而引起，针灸治疗就是通过刺激经络、俞穴，使经络通畅、气血调和，变“不通则痛”为“通则不痛”。

(2) 扶正祛邪

①扶正祛邪是针灸治病的根本法则和手段。

疾病的发生、发展及其转归过程，就是正气与邪气相互斗争的过程。针灸治病，不外乎扶正与祛邪两个方面。扶正就是扶助正气，补益脏腑气血，增强抗病能力，正气得复就有利于抗邪；祛邪就是祛除病邪，减轻疾病症状，消除致病因素，病邪得除又减轻对正气的损伤。针灸治病的过程，就是不断发挥扶正祛邪的作用。凡邪盛正气未衰者（新病），治宜祛邪为主，邪去正自安；正虚邪不盛者（久病），治宜扶正为主，正复邪自除。若正已虚而邪未衰，单纯扶正则难免助邪，一味祛邪，又更伤正气，故治宜攻补兼施。若以正虚为主者，扶正为上，兼以祛邪，或先补后攻；若以邪实为主者，祛邪为上，兼以扶正，或先攻后补。

②俞穴偏补偏泻的性能

针灸扶正祛邪作用的实现，除了与补泻手法有关外，还与部分俞穴偏补偏泻的性能有关。偏补的俞穴如气海、关元、命门、肾俞、膏肓，多在扶正时用之；偏泻的俞穴如曲泽、委中、水沟、十宣、十二井，多在祛邪时用之。部分俞穴则具有双向调节作用，如中脘、内关、三阴交、合谷、太冲、足三里，临床既可用于扶正，又可用于祛邪。

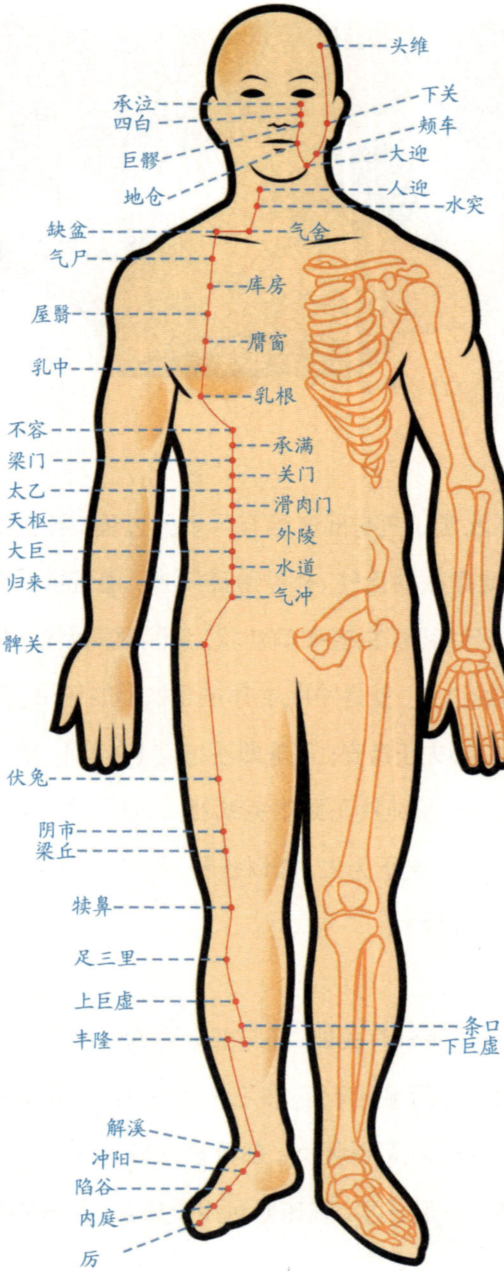

③补泻和艾灸的扶正祛邪作用

根据针灸临床实践体验，针刺补法和艾灸，其兴奋作用大于抑制作用，偏于扶正，适用于慢性久病或虚寒证。针刺泻法和刺血，其抑制作用大于兴奋作用，偏于祛邪，适用于新病、急证和实热证。在特定穴中，背俞穴偏于扶正，适用于慢性虚弱性久病；郄穴、募穴、下合穴偏于祛邪，适用于急性发作性痛证；原穴则具扶正祛邪双重性能，急慢虚实证均可选用。

(3)调和阴阳

①调和阴阳是针灸治病的最终目的。

疾病的发生，从根本上说是阴阳的相对平衡遭到了破坏，即阴阳的偏盛偏衰代替了正常的阴阳消长。既然阴阳失调是疾病发生发展的根本原因，因此，调理阴阳，使失调的阴阳向着协调方面转化，恢复阴阳的相对平衡，则是中医治病的基本原则。

②阴阳的证治

在阴阳一方偏盛、另一方尚未虚损的情况下，应泻其有余，清泻阳热或温散阴寒，以防阳热太盛而耗伤阴液，阴寒太盛而耗损阳气；而当一方偏盛，另一方也见虚损的情况下，在泻一方有余的同时，当兼顾一方之不足，配合扶正或益其不足。在阴阳偏衰的情况下，应补其不足。阴虚不能制阳，常出现阴虚阳亢之虚热证，治宜育阴潜阳，即所谓“壮水之主，以制阳光”；阳虚不能制阴，常呈现阳虚阴盛之阴寒证，治宜补阳消阴，即所谓“益火之源，以消阴翳”。阴阳俱虚则滋阴补阳同施。

③从阴引阳，从阳引阴

《素问·阴阳应象大论》篇曰：“善用针者，从阴引阳，从阳引阴。”指出针灸调和阴阳的具体方法既可以阴证治阴，阳证治阳，而从阴阳互根的角度考虑，又可以采取阴证治阳，阳证治阴之法。

调和阴阳与针刺补泻手法密切相关。

《灵枢·终始》篇曰：“阴盛而阳虚，先补其阳，后泻其阴而和之；阴虚而阳盛，先补其阴，后泻其阳而和之。”例如，阴盛阳虚可见癫疾、嗜睡，阳盛阴虚可见狂躁、失眠，针灸临床均可取阴跷脉气所发穴照海和阳跷脉气所发穴申脉治疗。属阴盛阳虚的癫证、嗜睡宜补申脉，泻照海（补阳泻阴）；属阳盛阴虚的狂证、失眠应补照海，泻申脉（补阴泻阳）。

穴位贴敷

穴位贴敷的概念

穴位贴敷法是指在一定的穴位上贴敷药物，通过药物和穴位的共同作用以治疗疾病的一种外治方法。其中某些带有刺激性的药物贴敷穴位可以引起局部发泡化脓如“灸疮”，则此时又称为“天灸”或“自灸”，现代也称发泡疗法。若将药物贴敷于神阙穴，通过脐部吸收或刺激脐部以治疗疾病时，又称敷脐疗法或脐疗。

原理和特点

穴位贴敷法既有穴位刺激作用，又通过皮肤组织对药物有效成分的吸收，发挥明显的药理效应，因而具有双重治疗作用。经皮肤吸收的药物极少通过肝脏，也不经过消化道，一方面可避免肝脏及各种消化酶、消化液对药物成分的分解破坏，从而使药物保持更多的有效成分，更好地发挥治疗作用；另一方面也避免了因药物对胃肠的刺激而产生的一些不良反应。所以，此法可以弥补药物内治的不足。除极少有毒药物外，穴位贴敷法一般无危险性和毒不良反应，是一种较安全、简便易行的疗法。对于年老体弱者、病药格拒、药入即吐者尤宜。

操作方法

(1) 方药的选择

凡是临床上有效的汤剂、方剂，一般都可以熬膏或为研末用作穴位贴敷来治疗

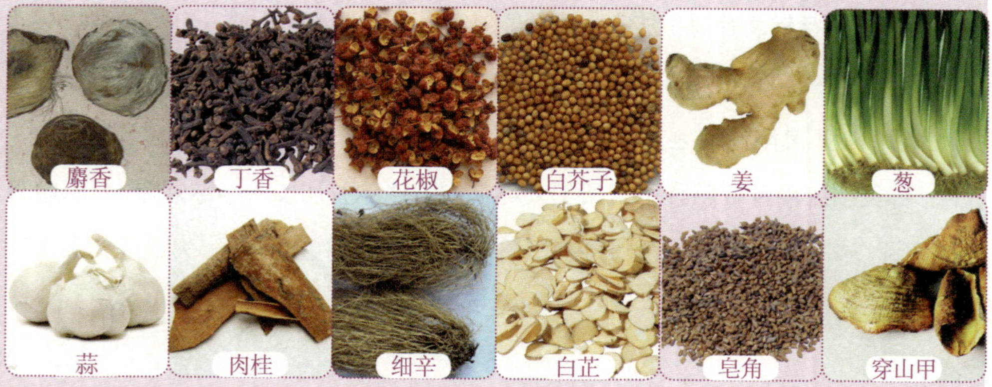

相应疾病。但与内服药物相比，贴敷用药多有以下特点：

①应有通经走窜、开窍活络之品。现在常用的这类药物有冰片、麝香、丁香、花

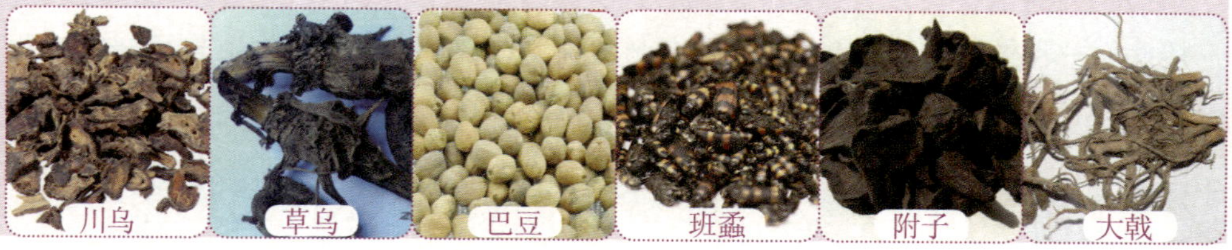

椒、白芥子、姜、葱、蒜、肉桂、细辛、白芷、皂角、穿山甲。

②多选气味俱厚之品，有时甚至选用力猛有毒的药物。如生南星、生半夏、川乌、草乌、巴豆、班蝥、附子、大戟。

③补法可用血肉有情之品。如羊肉、动物内脏、鳖甲。

④选择适当溶剂调和贴敷药物或熬膏，以达药力专、吸收快、收效速的目的。醋调贴敷药，而起解毒、化瘀、敛疮等作用，虽用药猛，可缓其性；酒调贴敷药，则起行气、通络、消肿、止痛等作用，虽用缓药，可激其性；水调贴敷药，专取药物性能；油调贴敷药，可润肤生肌。常用溶剂有水、白酒或黄酒、醋、姜汁、蜂蜜、蛋清、凡士林等。此外，还可针对病情应用药物的浸剂作溶剂。

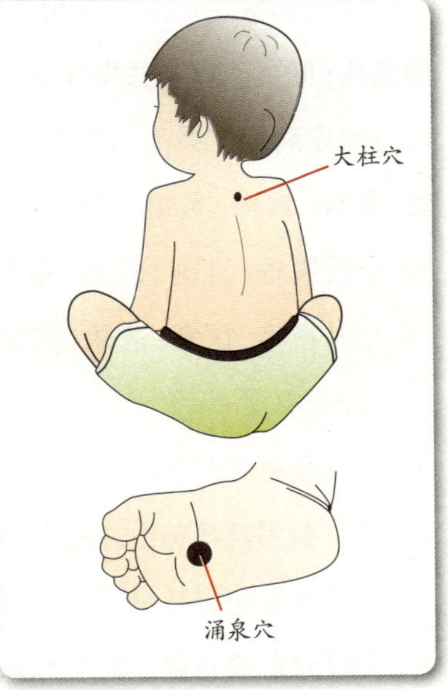

(2)穴位的选择

穴位贴敷疗法的穴位选择与针灸疗法是一致的，也是以脏腑经络学说为基础，通过辨证选取贴敷的穴位，并力求少而精。此外，还应结合以下选穴特点：

①选择离病变器官、组织最近、最直接的穴位贴敷药物。

②选用阿是穴贴敷药物。

③选用经验穴贴敷药物，如吴茱萸贴敷涌泉穴治疗小儿流涎；威灵仙贴敷大柱穴治疗百日咳等。

(3)贴敷方法

根据所选穴位，采取适当体位，使药物能敷贴稳妥。贴药前，定准穴位，用温水将局部洗净，或用乙醇棉球擦净，然后敷药。也有使用助渗剂者，在敷药前，先在穴位上涂以助渗剂或助渗剂与药物调和后再用。

对于所敷之药，无论是糊剂、膏剂或捣烂的鲜品，均应将其很好地固定，以免移动或脱落，可直接用胶布固定，也可先将纱布或油纸覆盖其上，再用胶布固定。目前有专供贴敷穴位的特制敷料，使用固定都非常方便。如需换药，可用消毒干棉球蘸温水或各种植物油或石蜡油轻轻揩去粘在皮肤上的药物，擦干后再敷药。

一般情况下，刺激性小的药物，每隔1~3天换药1次，不需溶剂调和的药物，还可适当延长至5~7天换药1次；刺激性大的药物，应视患者的反应和发泡程度确定贴敷时间，数分钟至数小时不等，如需再贴敷，应待局部皮肤基本正常后再敷药。

对于寒性病证，可在敷药后，在药上热敷或艾灸。

适应范围

穴位贴敷法适应范围相当广泛，不但可以治疗体表的病症，而且可以治疗内脏的病症；既可治疗某些慢性病，又可治疗一些急性病证。

治疗病症主要有：感冒、咳嗽、哮喘、自汗盗汗、胸痹、不寐、胃脘痛、泄泻、呕吐、便秘、食积、黄疸、胁痛、头痛、眩晕、口眼斜、消渴、遗精、阳痿、月经不调、痛经、子宫脱垂、乳痈、乳核、疮疡肿毒、喉痹、牙痛、口疮、疟疾、关节肿痛、跌打损伤、小儿夜啼、厌食、遗尿、流涎等。此外，还可用于防病保健。

注意事项

（1）凡用溶剂调敷药物时，需随调配随敷用，以防蒸发。

（2）若用膏药贴敷，在温化膏药时，应掌握好温度，以免烫伤或贴不住。

（3）对胶布过敏者，可改用肤疾宁膏或用绷带固定贴敷药物。

（4）对刺激性强、毒性大的药物，贴敷穴位不宜过多，贴敷面积不宜过大，贴敷时间不宜过长，以免发泡过大或发生药物中毒。

（5）对久病体弱消瘦以及有严重心脏病、肝脏病等的患者，使用药量不宜过大，贴敷时间不宜过久，并在贴敷期间注意病情变化和有无不良反应。

（6）对于孕妇、幼儿，应避免贴敷刺激性强、毒性大的药物。

（7）对于残留在皮肤的药膏等，不可用汽油或肥皂等有刺激性物品擦洗。

刮痧

刮痧疗法简介

刮痧疗法是指应用光滑的硬物器具或用手指、金属针具等，在人体表面特定部位，反复进行刮、挤、揪、捏、刺等物理刺激，造成皮肤表面血点、淤血斑或点状出血，通过刺激体表络脉，改善人体气血流通状态，从而达到扶正祛邪、排泄瘀毒、退热解惊、开窍益神等功效。

刮痧是从推拿、针灸、拔罐、放血等疗法变化而来，是我国劳动人民在与疾病的抗争中发明的一种自然疗法。

“痧”是民间的习惯叫法。

一方面是指“痧”疹征象：即皮肤出现红点如粟，以指循皮肤，稍有阻碍的疹点。清代邵新甫在《临证指南医案》中说：“痧者，疹之通称，有头粒如粟。”是疾病在发展变化过程中，反映在体表皮肤的一种表现。

另一方面，是指痧证，又称“痧胀”和“痧气”，它不是一种独立的病，而是一种毒性反应的临床综合征。临床上许多疾病都可以出现痧象，痧是许多疾病的共同证候，故有“百病皆可发痧”之说。

古人认为，痧证主要是由风、湿、火之气相搏而为病。天有八风之邪，地有湿热

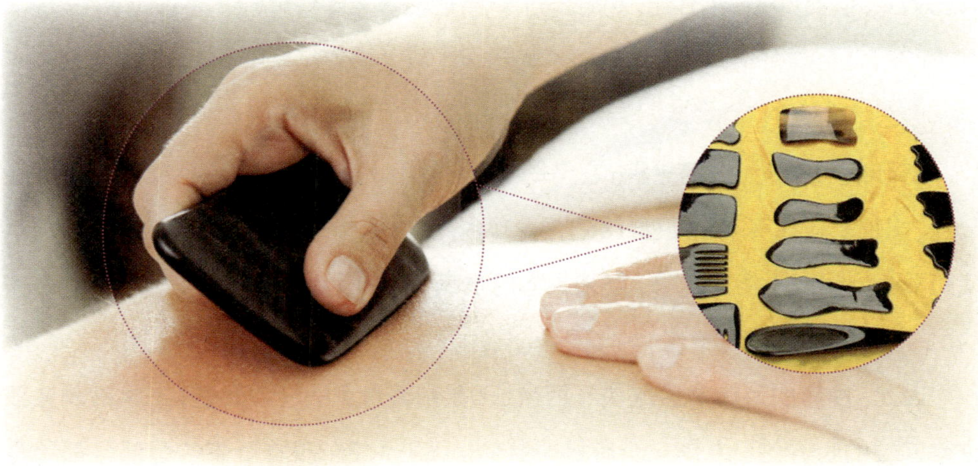

之气，人有饥饱劳逸。夏秋之际，风、湿、热三气盛，人若劳逸失度，则外邪侵袭肌肤，阳气不得宣通透泄，而常发痧症。一年四季都有发生痧症的可能，但以夏秋季为多见。痧症的主要特征有二：一是痧点，二是酸胀感。根据病情轻重，其临床表现可分为一般表现与急重表现。

（1）一般表现：多表现为头昏脑胀，胸烦郁闷，全身酸胀，倦怠无力，头蒙昏胀，胸腹灼热，四肢麻木，甚则厥冷如冰。入气分则作肿作胀；入血分则为蓄为瘀；遇食积痰火，结聚而不散，则脘腹痞满，甚则恶心、呕吐。

（2）急重表现：起即心胸憋闷烦躁，胸腹大痛，或吐或泻，或欲吐不吐、欲泻不泻，甚则猝然晕眩昏倒。面唇青白，口噤不语，昏厥如尸，手足厥冷，或头额冷汗如珠，或全身无汗，青筋外露，针放无血，痧点时现时隐，唇舌青黑，均为病情危重的表现。

刮痧疗法的功效与作用机制

（1）刮痧疗法的功效

刮痧疗法是借助刮痧工具，对体表皮肤的特定部位进行刮拭的一种良性刺激，这种疗法的性质决定它的功效。

刮痧疗法具有解表祛邪、开窍醒脑、调畅气血、清热泄毒、疏经活络、行气止痛、运脾和胃、化浊去湿、急救复苏、改善血液循环、促进细胞代谢、增强机体免疫力等功效。对许多疾病具有防治作用，并能起到保健强身、美容等作用。

（2）刮痧疗法的作用机制

中医学理论

刮痧是中医外治法的一种。它借助某些器具作用于人体体表的特定部位（经络穴位、阳性反应点等），通过经络的传导作用，激发人体内部器官之间的相互协调，使阴阳达到相对平衡的状态，增强人体的抗病能力，最后达到扶正祛邪、治愈疾病的目的。

因此，刮痧的治疗效果取决于两点；一是刮法作用的性质和量；二是被刺激部位或穴位的特异性。人是一个有机的整体。五脏六腑、四肢百骸各个部分都不是孤立存在的，而是内外相通、表里相应、彼此协调、相互为用的整体；刺激机体的某个部位或某个部位发生了变化时，都会引起相应的全身性反应。人体能够保持着阴阳平衡，气血流畅，适应内外环境的变化，进行正常的生理活动，主要是依靠体内的“自控调节系统”来实现的。这种自控调节系统的结构，是由大脑一脊髓一经络（包括运行其间的气血、体液）和皮肤组成。

综上所述明显可见，人体之所以能够成为一个有机的整体，是有赖于自控调节系统；而皮肤又是自控调节系统中的重要组成部分，通过它对外接受信息，对内传达命令，内外相通，才能发生效应。

按中医学的理论认为：皮肤在人体的生理、病理和治疗中，有着十分重要的作用。刮痧治病的机理，就在于对皮肤的特定部位给予适当的刮拭，通过这种良性的刺激，可以充分发挥卫气的作用，起到祛除邪气、疏通经络、行气活血、增强脏腑机能、积极抗御疾病、促进病体康复的作用。

（1）祛除邪气，疏通经络：通过刮拭患者皮肤，使皮肤出现充血现象，腠理得以开泄，可以将充斥于体表病灶、经络、穴位乃至深层组织器官的风、寒、痰、湿、淤血、火热、脓毒等各种邪气从皮毛通达于外，从而廓清经络、穴位，使其得以疏通。

（2）调整气血，改善脏腑功能：当气血凝滞或经脉空虚时，通过刮拭刺激，可以引导营卫之气始行输布，鼓动经脉气血，濡养脏腑组织器官，温煦皮毛，同时使虚衰的脏腑机能得以振奋．鼓舞正气，加强驱除病邪之力。当脏腑、经脉气机逆乱，升降失常时，可通过穴位刮痧，引导气机恢复正常。

现代医学理论

（1）据研究发现，刮痧会使血液和淋巴液的循环增强，使肌肉和末梢神经得到充分的营养，从而可促进全身的新陈代谢。

（2）对循环、呼吸中枢具有镇静作用。

（3）刮痧直接刺激末梢神经，能调节神经、内分泌系统，对细胞免疫力具有增强作用，从而可增进人体的防御机能。

（4）刮痧可使局部组织血液循环加快、新陈代谢旺盛、营养状况改善、血管的紧张度与黏膜的渗透性改变、淋巴循环加速、细胞吞噬作用增强。由于刮痧局部所出的淤血，导致自家溶血现象。自家溶血也是一个延缓的良性弱刺激过程，不但可以刺激免疫机能，使之得到调整，还可以通过向心性神经作用于大脑皮质，继续起到调节大脑的兴奋与抑制过程及内分泌系统的平衡。整个反应过程在对正常生理无异常影响的情况下，使机体的防御应激能力增强，使病理过程好转，甚或完全抑制病理过程。

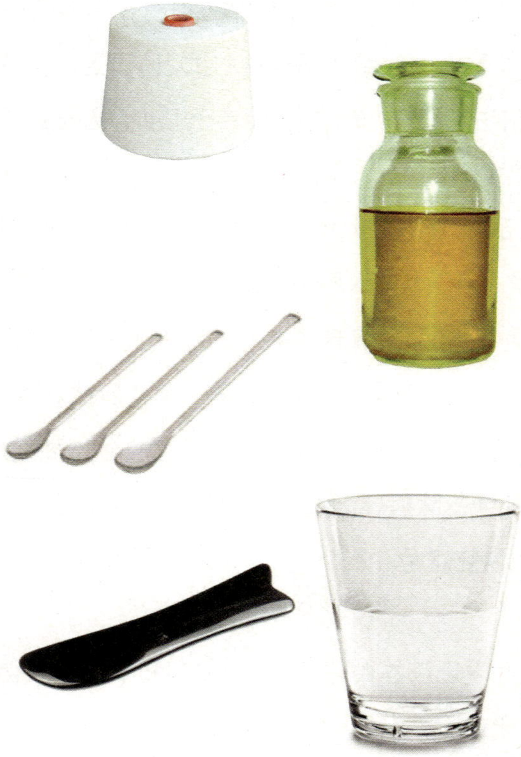

药匙。

棉纱线。

特制刮痧板：系选用具有清热解毒作用且不导电、不传热的水牛角为佳。

其他器皿：小酒杯或小茶盏，用来盛装刮痧活血剂、植物油等。

刮痧介质

水剂：常用冷开水，在发热时可用温开水。

油剂：常用的有芝麻油（香油）、菜子油及豆油。

刮痧活血剂：系采用天然植物经提炼浓缩调配而成。因此，不仅具有润滑作用且有辅助治疗和缩短疗程的作用。

刮痧疗法的常用器具

除上述工具与介质外，还应配备一些常规消毒用品，如95%酒精、75%酒精和消毒棉签、棉球等，用于刮痧术前患者局部皮肤的常规消毒。

3. 刮痧的操作方法

（1）刮痧方法的分类

刮痧方法包括刮痧法、撮痧法、挑痧法和放痧法。

①刮痧法：刮痧法是用铜钱、瓷匙、硬币、纽扣、刮痧板等钝缘面蘸刮痧介质后，在患者体表的特定部位反复刮动、摩擦。是刮痧法中最常用的一种方法。

根据临床应用不同，又分为直接刮和间接刮两种。

直接刮法：首先让患者俯伏在椅子或桌子上，用热毛巾擦洗患者准备被刮部位的皮肤，有条件的可用75%酒精等消毒剂作常规消毒。施术者用右手持刮痧工具并蘸上刮痧介质，然后再让患者取俯卧位，在脊椎正中刮一道（如果患者瘦弱或脊椎骨生理性突起，可以刮其两旁），再在肩左右后背第7~9肋间隙处各刮一道，以刮出紫黑色淤点为止。

间接刮法：先在患者要刮部位上放一层薄布类物品，然后再用刮痧工具在布上进行刮痧，称为间接刮痧法。它除了具有刮痧功效外，还具有保护皮肤的作用。此法主要用于三岁以下小儿、高热或中枢神经系统感染开始出现抽搐者。

②挑痧法：挑痧法也称“挑痧疗法”，是施术者用针刺挑患者体表的一定部位，以治疗疾病的方法。本法主要用于治疗暗痧、宿痧、郁痧、闷痧等病症。

挑痧前须准备75%酒精、消毒棉签和经过消毒处理的三棱针或缝衣针1枚，或9~16号注射针头1个。施术者先用棉签消毒局部皮肤，在挑刺的部位上，用左手捏起皮肉，右手持针，轻快地刺入并向外挑，每个部位挑3下，同时用双手挤出紫暗色的淤血，反复5~6次，最后用消毒棉球擦净。

③放痧法：放痧法又称“刺络疗法”，它与挑痧法基本相似，所不同的是：此法刺激性更强烈，多用于重症急救。方法是施术者用消毒好的三棱针、陶针、缝衣针、注射针头或毫针快速点刺皮肤血脉，以治疗疾病。通过放痧，可使血流加速，淤血

和痧毒从血液里放出，病情迅速好转，生命恢复正常。放痧法具有清泄痧毒、通脉开窍、急救复苏等功效。本法主要用于治疗各种痧病重症和痧毒淤积阻滞经脉的病症。此法又分速刺与缓刺。

速刺：速刺入0.5～1厘米深，然后挤出少量血。用于刺十宣、人中、金津、玉液等穴。

缓刺：缓缓刺入0.5～1厘米深，然后缓缓退出，适于肘窝、及头面等部位。

刮痧的操作方法：

根据患者所患疾病的性质与病情，选择合适的体位，并确定治疗部位，尽量暴露，用毛巾擦洗干净、也可用75%酒精擦拭消毒，以防感染。

一般右手持拿刮痧工具，灵活利用腕力、臂力，切忌生硬用蛮力，硬质刮具的钝缘与皮肤之间角度以45度为宜，切不可成推、削之势。

用力要均匀、适中，由轻渐重，不可忽轻忽重，以能耐受为度. 刮拭面尽量拉长。

刮痧时要顺一个方向刮，不要来回刮，以皮下出现微紫红或紫黑色痧点、斑块即可。应刮完一处之后，再刮另一处；不要无序地东刮一下，西刮一下。

作为疾病的治疗，一般都要蘸取刮痧油，一边刮拭，一边蘸油。初次刮痧，不可一味强求出痧。

保健刮痧和头部刮治，可不用刮痧润滑油，亦可隔衣刮拭，以自己能耐受为度。

任何病症，宜先刮拭颈项部，再刮其他患处。一般原则是先刮头颈部、背部，再刮胸腹部，最后刮四肢和关节部位。应按其结构，采用点揉或挤压手法。

如刮取头、额、肘、腕、膝、踝及小儿皮肤时，可用棉纱线或头发团、八棱麻等刮擦之。腹部柔软处，还可用食盐以手擦之。

上述动作的完成，都是依靠手法的技巧来实现的。

刮痧的补泻：

一般来说，凡刺激时间短、作用浅，对皮肤、肌肉、细胞有兴奋作用的手法称为“补法”凡刺激时间长、作用较深对皮肤肌肉组织有抑制作用的手法称为“泻法”。

凡作用时间较长的轻刺激手法，能活跃兴奋器官的生理机能，谓之“补法”，作用时间较短的重刺激，能抑制脏器的生理机能，谓之“泻法”。

凡操作速度较慢的称之为“补法”，操作逐度较快的称之为“泻法”。

介于“补法”与“泻法”二者之间的称为“平法”。

由上所述可知，在刮痧治疗中，若能首先仔细辨证，然后根据“扶正祛邪”或“祛邪存正”的原则，恰当采用“补法”或“泻法”，必能充分发挥刮痧的治疗作用，收到事半功倍的疗效。

刮痧部位

刮痧法的常用部位

头部：“头为诸阳之会”“脑为元神之腑，五脏六腑之大主。说明头在人体的重要地位。正是如此，刮痧治疗多种疾病，首先要刮拭头部，常用穴位是：太阳、百会、风池等穴。

颈部：多刮拭颈部（两侧）及颈肩部、第七颈椎上下左右四处、喉骨两旁。

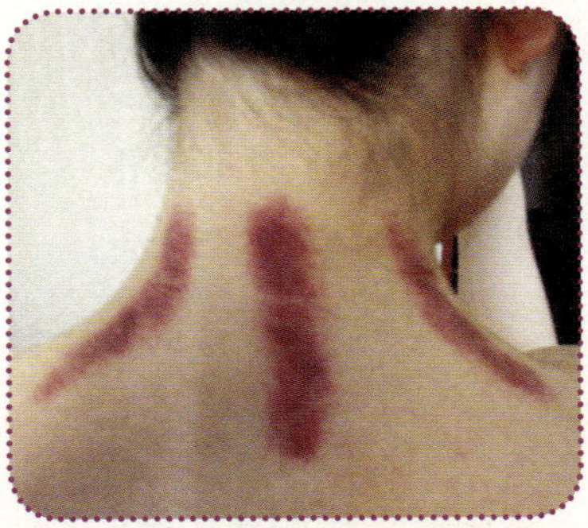

背部：背部正中为“阳脉之海”督脉。两侧为膀胱经及华伦夹脊穴，是五脏六腑俞穴所注的部位。此亦为临床常用和主要的刮痧部位。肩胛骨上下、后背肋间隙也是常用的刮痧部位。

胸部：是比较常用的保健和治疗部位之一。经常刮拭，可以改善消化吸收功能，增强体质。

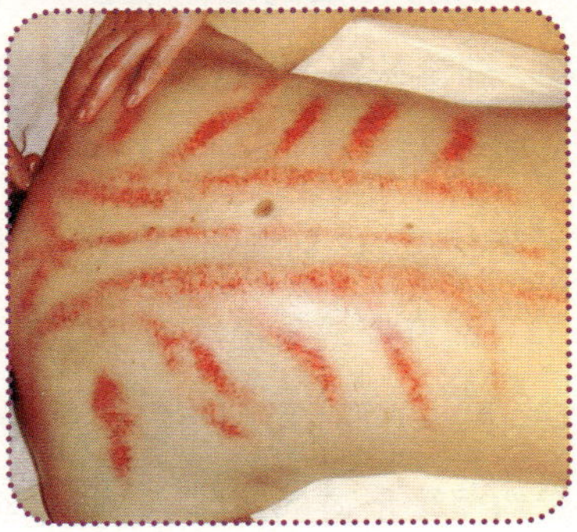

腹部：包括腋下肝脾区，是另一比较常用的保健和治疗部位，经常刮拭，可改善消化吸收功能，增强体质。

四肢：包括肘窝、腕、踝及双手心、足心，多由上向下刮拭，遇关节处，应按生理学之特点进行，不可强行刮拭，以免损伤骨骼及筋肉。

撮痧的常用部位

颈项部：颈部两侧及中间3个痧痕点，项部第五颈椎旁开2个痧痕点，第一胸椎旁开2个痧痕点。

胸部：华盖穴左右各5~7个痧痕点（位于第三肋间）；腋前皱纹上2寸左右各1个痧痕点。

腹部：肚脐旁开1寸，左右各1个痧痕点；下丹田及左右旁开各有1个痧痕点。

腰背部：第三胸椎旁开各有1个痧痕点；第十二胸椎旁开各有1个痧痕点；第三腰椎旁开各有1个痧痕点。

点揉法常用于头面部、手足部、关节附近等狭小、凹陷不便于施刮的部位。

挑痧的常用部位

头颈项部：从头上白会部位起，沿太阳穴、颈部两侧和项部两侧各有1个痧痕点。

胸腹部：从华盖穴开始沿肋间左右各有2个痧痕点；中脘、肚脐两侧、下丹田左右各有1个痧痕点。

放痧疗法常用部位

双臂弯部：双曲池穴。

双手十指尖：十宣穴。

另有大椎穴、尺泽穴、百会穴、太阳穴。

双腿弯部：双委中穴。

刮痧疗法的理论核心，即是根据经络学说施以调治，通过活血行气，疏通经络，排毒祛瘀，把阻经滞络的病源呈现于体表，使病变器官与细胞得到营养和氧气的补充而活化，由经络的传导，激发人体内部器官之间相互协调，使阴阳恢复相对平衡状态，达到增强人体的自然抗病能力，使病体得以康复。

刮痧疗法与经络有密切关系，一方面根据刮拭后皮肤的反应，可以帮助诊断疾病，另一方面，可利用经络的传导作用进行治疗。因为经络又是疾病在体表或皮下组织呈现反应的系统。若能随经刮痧，就会收到更好的效果。

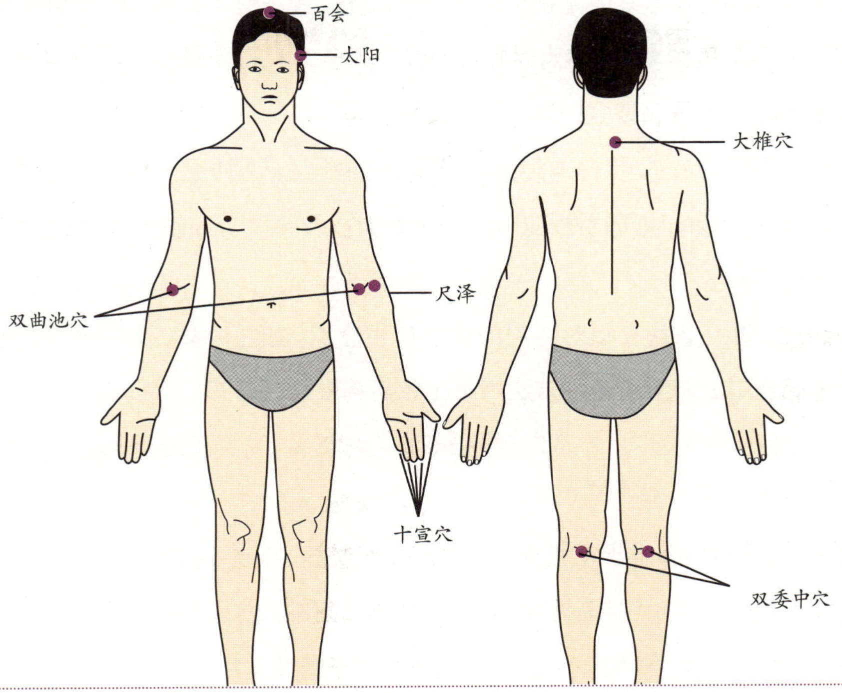

特定穴常用的：

背俞穴：简称俞穴，是脏腑经气输注于背腰部位的俞穴，与脏腑关系密切。位于背部距督脉1.5寸的膀胱经线上，当脏腑发生病变时，往往在其背部的相应俞穴上得到反应（压痛或敏感点等），因此，也多取其相应俞穴治疗该脏腑的疾病。如胃痛取胃俞等。这种治疗方法还适用于与脏腑有关的器官，如肝开窍于目，刺激肝俞穴还可以治疗目疾等。

募穴：是脏腑经气汇聚于胸腹部的俞穴，与脏腑关系密切。其临床意义与背俞穴相似，大多也是刮治的常用穴。

选穴原则

局部取穴：根据所有穴位都能治疗其所在局部疾病的作用，以及有些还可治其附近器官和组织疾病的特点，在某一部位发生疾病，既可取其局部亦可取其附近的穴位进行治疗。如肘部病变取曲池治疗。此外，阿是穴便是局部取穴中最典型的一种。

循经取穴：首先要诊察清楚病变属于哪一经络，哪一脏腑，然后即可循经取其有关经络的四肢部位的俞穴（多为肘膝关节以下的俞穴）。这种方法多用于头面、躯干、内脏的疾患。如：胃痛取足三里，耳病取中渚等。

按神经分布取穴；按照脊神经及其所形成的神经丛、神经干的分布区域，躯干、内脏或四肢有病时，可选用相应节段的夹脊穴以及某些分布在躯干部神经干通路上的穴位来治疗。

对称取穴：即在与病变相对称的部位选其相应点。如左肘痛，选右肘部位相应点或膝部相应部位的穴位。这种方法用于肢体疼痛性疾患较多。

此外，还有一些经验穴、特定穴，根据临床治疗需要。亦可适当选用。

刮痧疗法在临床应用十分广泛

外感疾病：痧症（多发于夏秋季，表现为微热形寒、头昏头痛、恶心呕吐、胸腹部或胀或痛甚至上吐下泻、神志昏蒙，多起病突然），感冒、伤风等外感而引起的其他内科疾病，兼有表证者，如胃肠型感冒，慢性支气管炎急性发作，上呼吸道感染等。

内科疾病：如脑血栓、脑软化、哮端、胃痛、呕吐、腹痛、便秘、腹泻、失眠、头痛、眩晕、水肿、痹证、痨证、内伤发热及虚劳等病症。

外科疾病：颈椎病、肩周炎、腰腿痛、急慢性扭伤及其他疼痛性疾病。

妇科疾病：月经不调、痛经、带下病及妊娠期和产后疾病。

儿科疾病：疳积、惊风、发热、消化不良、营养不良以及假性近视等。

其他：养颜美容、减肥保健等。运用刮痧可使皮肤的新陈代谢加强、皮肤中的细胞得到充分的营养和氧气，毛孔自然收缩变小，皱纹消除或减少。妇女生产后的妊娠纹，一般刮拭2~3个月即可消除。

术前注意

刮痧治疗室要宽敞明亮，空气流通新鲜，并注意保暖，勿使患者感受风寒外邪，导致病情加重。

充分暴露刮拭部位，并擦拭干净，有条件时应常规消毒后再施刮痧治疗。

刮痧用具一定要注意清洁消毒，防止交叉感染。施术者的双手也要保持干净。

勿在患者过饥、过饱或过度紧张的情况下施行刮痧。

术中注意

刮痧时，要求患者体位自然舒适，在刮痧过程中，要适时变换其体位，避免患者疲劳而中断治疗。当患者疲劳时，可让其做完一种体位刮痧后，休息数分钟再行刮拭。

掌握手法轻重，按顺序刮拭，治疗时应用刮痧介质，以免损伤皮肤，如不慎刮破须常规消毒或包扎。

刮痧手法要求用力均匀，不要忽轻忽重，患者感到疼痛不能忍受时应刮轻些，多刮数次，以达到皮下紫黑（痧斑、痧痕形成）为止。

婴幼儿皮肤娇嫩，即使有手绢保护皮肤（间接刮痧），用力也要轻巧，不可用猛劲。

刮痧过程中，若遇有晕刮者（表现为面色发白、冷汗或吐泻不止、脉象沉细等），应停止刮痧，嘱其平卧，休息片刻，并饮热糖水，一般会很快好转；若不奏效，可采用刮百会、内关、涌泉等穴位以急救。

术后注意

刮痧后，患者需休息片刻，适量饮用温开水或姜汤，不能急躁动怒、忧思沉郁，并禁食生冷、油腻食物。

经过正确的刮拭治疗，若病情加重或无效，应去医院进一步检查并治疗。

施用刮痧疗法，应根据病情积极配合其他治疗方法，如针灸、推拿、药物，以增强疗效。

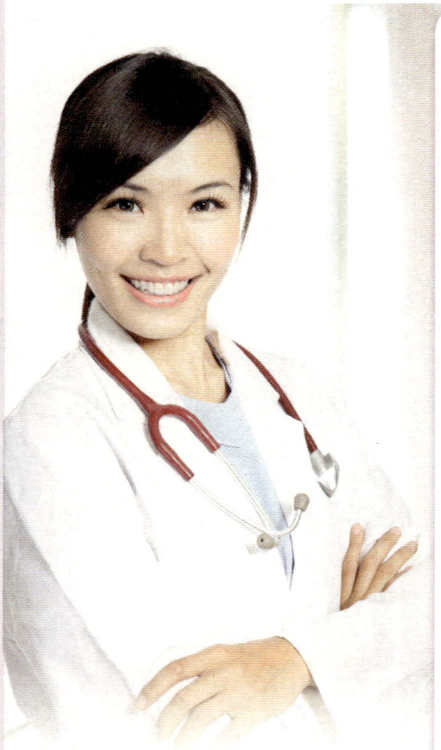

禁忌证

虽然刮痧疗法在临床上的应用十分广泛，但是与任何一种疗法一样亦有它的局限性，刮痧疗法的禁忌证有以下几种；

凡危重病症，如急性传染病、重症心脏病等，在有可能时，应立即送医院观察治疗，在确无条件的情况下可用本法急救，以争取更多的时间和治疗机会。

有出血倾向的疾病，忌用本法治疗，如血小板减少性疾病、白血病。

传染性皮肤病，如疖肿、痈疮、疤痕、溃烂、性传染病；皮肤病及皮肤不明原因的包块等，不宜直接在病灶部位刮拭。

年老体弱、空腹、妊娠妇女的腹部；女性的面部忌用大面积强力刮拭。

对刮痧恐惧或过敏者，亦忌用本法。

任何一种疗法都不是万能的。同样，刮痧疗法也不可能包治百病。在其适应证中，有些可以单独使用刮痧疗法治好；有些可以刮痧为主，配合其他疗法治疗；有些病症，刮痧只能起辅助治疗作用。在刮痧无效时可改用其他疗法施治，以免贻误病情。因此，在刮痧治疗的实际应用中，熟悉和掌握其适应范围与禁忌证是很有必要的。

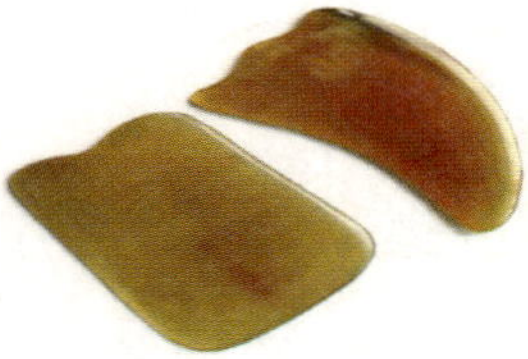

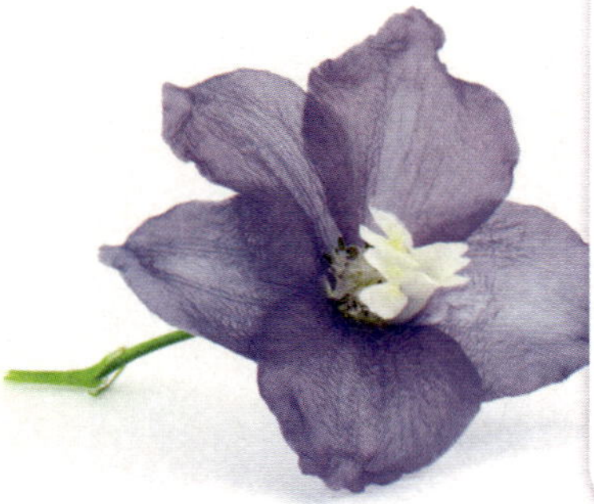

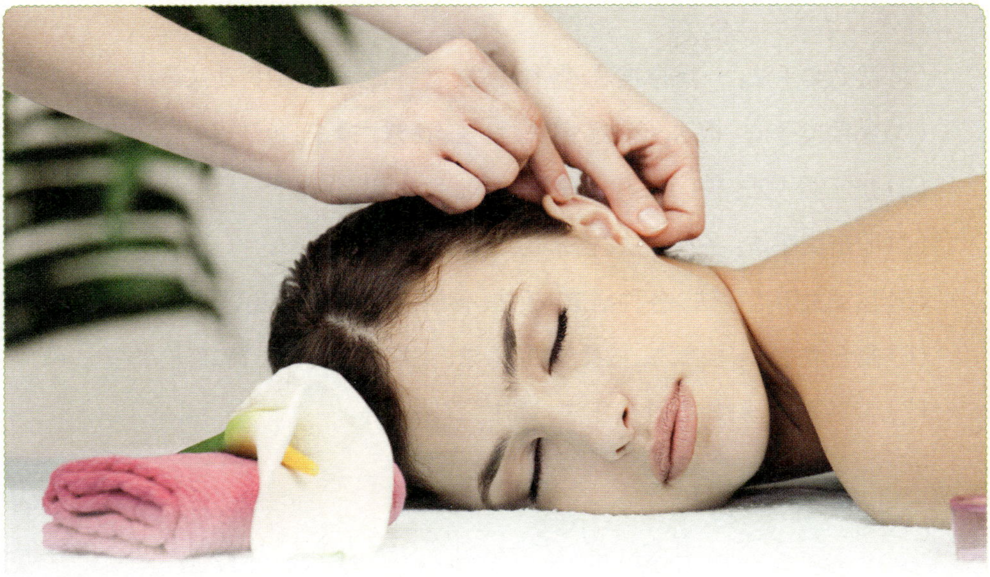

按摩

按摩与推拿以中西医基础理论为指导，以各种手法技巧或器械为作用力，直接作用于人体表面的特殊部位，产生生物物理和生物化学的变化，最终通过神经系统调节，体液循环调节，以及筋络穴位的传递效应，达到舒筋活骨，消除疲劳，防治疾病，从而提高和改善人体生理机能的各种操作手法。

简单易行，不需要什么特殊设备，疗效显著，无不良反应、经济实惠，健康生活。

按摩，又称推拿，古称按硗、案杌等，是我国劳动人民在长期与疾病斗争中逐渐总结认识和发展起来的。在原始社会，原始人在生产劳动时或与野兽搏斗中，必定有一些外伤发生，出现疼痛，他们自然地用手去抚摸，按揉逐步收到效果。人类本能地重复应用一些能够祛病的抚摸、按揉手法，经过时间的延续，这些手法得到发展和积累。约在几千年前，我国祖先就为按摩奠定了基础，并逐步形成我国的按摩学科。从商代殷墟出土的甲骨文卜辞中可以发现，早在公元前14世纪，就有“按摩”的文字记载。

推拿与按摩的内容

(1)摆动类手法：一指禅推法、各种振法、各种揉法、各种抖动法等。

(2)摩擦类手法：推法、运法、擦法、刮法、搓法、摸法、梳法等。

(3)挤压类手法：按、点、压、掐、捏、抓、弹法等。

(4)叩击类手法：各种拍法、击法、点穴法等。

(5)运动关节类手法；各种摇法、板法、伸屈法、端法、顶法等。

(6)复合类手法：推摩法、按揉法、震颤法、点按法、牵抖法、旋转法、摇按法等。

(7)特定手法：胸外心脏按压法、背法、踩跻法等。

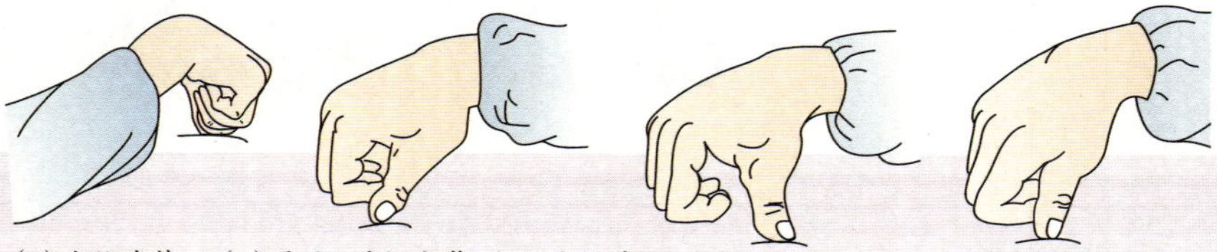

(1)坐位姿势　(2)悬腕·手握空拳·拇指自然着力　(3)腕部向外摆动　(4)腕部向内摆动

摆动类一指禅推法

推拿与按摩的分类

推拿与按摩：保健性推拿与按摩、医疗性推拿与按摩

按摩的其他分类

(1)什么是保健按摩

保健按摩是指医者运用按摩手法，在人体的适当部位进行操作所产生的刺激信息，通过反射方式对人体的神经体液调整功能施以影响，从而达到消除疲劳，调节体内信息，增强体质，健美防衰，延年益寿的目的。

保健按摩施术手法很多，如常用的表面按摩法、揉捏池颈法、棉布摩擦法、背腰部按摩法、拍打法、四肢抽抖法等，它动作轻柔，运用灵活，便于操作，使用范围甚广，不论男女老幼、体质强弱、有无病症，均可采用不同的施术手法，进行保健按摩。

随着市场经济的发展和人们物质生活水平的逐步提高及人们的健康的需要，各种保健按摩服务行业应运而生。如国内的保健按摩、小儿保健按摩、运动按摩、美容按摩、减肥按摩、国外还有旅游按摩、情景按摩、宠物按摩等。

(2)什么是运动按摩?

体育与卫生相结合，两者必将相互促进和发展，按摩在体育运动中的应用，也就随之发展，并逐渐形成了运动按摩。

运动按摩是以调整和保护运动员良好的竞技状态，增进和发展运动员潜在体能，达到运动成绩为其目的。

近年来，国内外的一些实践表明，它为创造优异的运动成绩所起的作用和意义已越来越显得重要了。

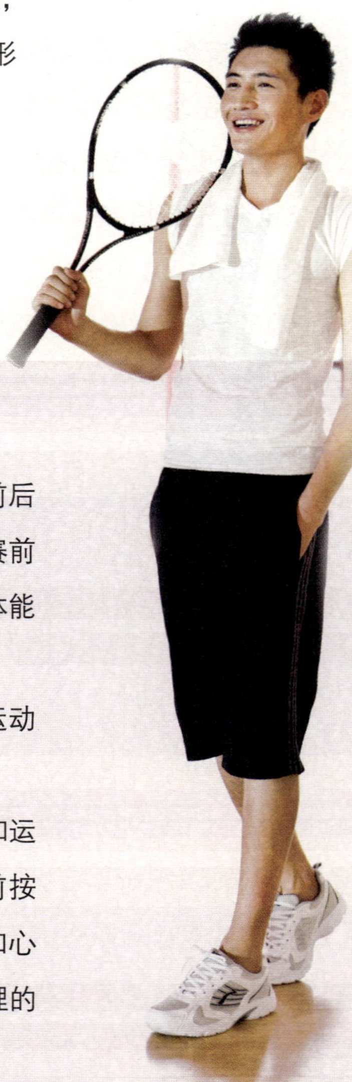

根据运动员在各项运动中比赛，他们在临场前后所出现的各种变化，我们采用按摩帮助他们克服赛前发生的一些机能失调，消除赛后出现的疲劳，加速体能恢复，以利再战，取得了一定的效果。

现将运动按摩分为自我按摩，运动前按摩和运动后按摩，分别叙述于后:

①运动前按摩　体育运动一般分为运动训练和运动竞赛，在这些活动之前进行的按摩，称为运动前按摩。它能促使人体的神经、肌肉、关节、内脏器官和心理情绪动员起来，以适应即将面对的运动的和心理的负担，从而预防伤病，提高体力，发挥积极的作用。

②训练前按摩　运动训练前的按摩，要求帮助运动员提高训练作业的能力；帮助促进身体素质的发展，

有助于预防疾病，促进人体各系统的器官动员起来，以适应即将参加的运动活动。在具体操作上，必须根据运动项目的特点，以及运动员的个体特点进行。一些能量消耗较多的运动项目，中长跑、游泳、自行车、篮球、足球、排球等，如采用按摩的方法，来代替需要消耗部分能量的准备活动，这就为运动提供了更多的能量。

③赛前按摩　运动竞赛前的按摩，比赛前按摩。通常在起赛前15～30分钟完成。有时，当运动员在接到竞赛的通知时，就出现了赛前状态，有的人会出现不良情况，需要进行医学处理，这就是说，需要在竞赛前若干天就进行按摩。例如，竞赛前，运动员过分紧张，晚上不易入睡或入睡后多梦易醒，或噩梦不安等，影响运动员的睡眠休息。由于夜不得眠，出现白昼精神不振，烦躁不安，食欲不佳等症状。这将影响运动员参加竞赛时所必需的良好竞技状态。出现这种情况时，就应该进行镇静安眠的按摩。

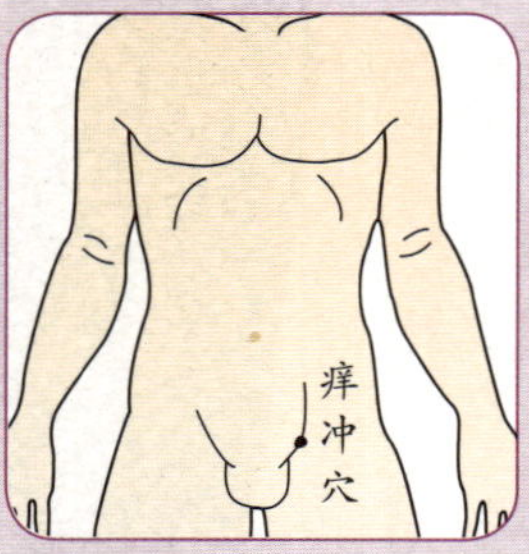

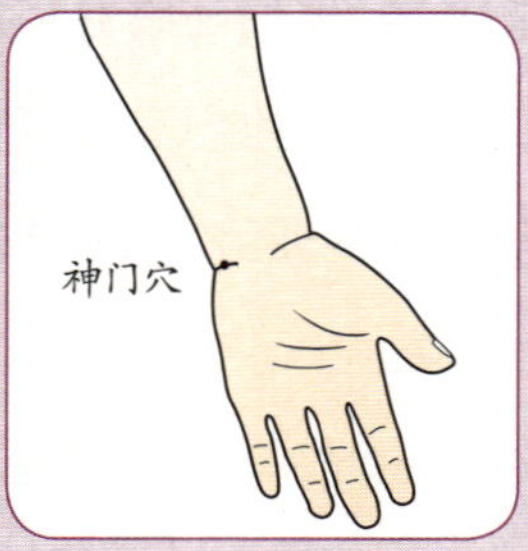

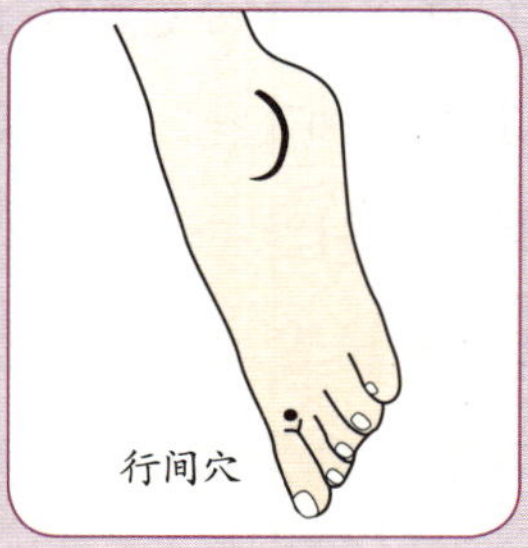

若失眠的时间较长，症状更剧的运动员，在用上法按摩之外，还要按摩气冲穴，掐、揉神门穴，掐行间穴等。所有这些刺激，用力都不要过重，以有轻微酸胀感为度。通常要进行20分钟，或更长的时间。起赛前状态，运动员在起赛前过度兴奋，坐立不安，情绪激动，脉搏升高，呼吸迫促，甚至多尿，动作的准确性和协调性也受到不良影响，结果是妨碍运动员技术水平的充分发挥。

④运动后按摩　激烈的运动训练或竞赛之后，运动员的神经、体液、循环、呼

吸、消化、代谢和酸碱平衡等方面，都要发生巨大的变化，这些变化一时破坏了机体内环境的平衡。但它很快又达到新的平衡，这个新的平衡，通常都标志着机体工作能力的提高。但是，在内环境各机能系统达到平衡的过程中，有时出现迟缓环节，一般的表现有：精神过度紧张，失眠，肌肉紧张，疲劳等。运动后的按摩，可以促使这些现象消除，加速内环境达到新的平衡，加速提高运动负荷的能力，加速完成对后面运动负荷的准备。

运动后按摩所采用的手法、用力的大小、时间的长短等，均应根据运动员的体质、性别、运动项目的特点，特别是要求根据运动后反应出来的情况（如头昏胀、欲呕、四肢乏力、肌紧张、失眠）来决定。需要遵守个别对待的原则，不可千篇一律。我们通常采用的手法，有抚摩、揉捏、推压、振动和抖动等。对体质强壮，肌肉丰满者，按摩力量应当重些，时间应当长些；反之，用力则要轻些，时间应当短些。运动员在十分疲劳的情况下，常采用经穴按摩，其手法是按、压、分、揉、掐、推等，以疏通气血，内外通达，平衡阴阳，使运动能力得到较快的恢复，并有所提高。

运动后的全身按摩：通常是一周一次地进行。在训练后休息1~2小时或更长的时间后进行。最好是在温水浴后，在温暖、清静的室内进行。运动员舒适地躺在床上，裸露被按摩的部位，依照胸、腹、上肢、下肢的次序。顺血液和淋巴回流的方向进行按摩。使用揉捏、推压、摇晃、抖动等手法，用力是由重到轻。同时根据各个部位的疲劳情况，循经取穴。施行揉、捻、推、掐等手法，以调和气血，更快地消除疲劳。如按摩进行到运动员快要入睡，应停止按摩，给被按摩者轻轻盖上被子，以防止感冒。运动员睡醒之后，便会精神饱满，全身舒适。

（3）什么是医疗按摩

又称推拿疗法、伤科按摩，是中医外治疗法之一，也是人类最古老的一种主要应用按摩以达到治病目的的物理疗法。

(4) 什么是减肥按摩

通过近几年实践证实，按摩能够大量消耗和祛除血管壁的脂类物质，扩张毛细血管，增加血液流量，改善微循环，不仅可减轻心脏负担，而且有利于增强机体的抗病能力。故按摩减肥术既能达到减肥目的，又能增强体质，是肥胖者为早日摆脱痛苦，恢复健美身材而选用的一种好方法。

肥胖症是指人体内脂肪堆积过多而引起体重超过正常人标准体重的20%以上。导致肥胖的原因，多数人认为与家族遗传、运动量少及膳食含高脂肪量大有关。多年来，肥胖症一直困扰着人们的生活，也是当今世界上谈论较多的一个热门话题。国内外许多医学家都在致力于研究肥胖的原因，以期能寻找到一种既有效又安全而无痛苦的减肥方法，但进展不大。近几年来，我国社会上各种各样的减肥方法也应运而生，如中西药物减肥，手术减肥，节食、断食减肥，气功减肥，运动减肥，针灸减肥，按摩减肥及意大利辣椒减肥等。其中按摩减肥作为一种独特的减肥方法，既具有减肥的良好效果，又能舒通经脉、活血行气，对人体没有任何不良影响，已逐渐被人们所认识。

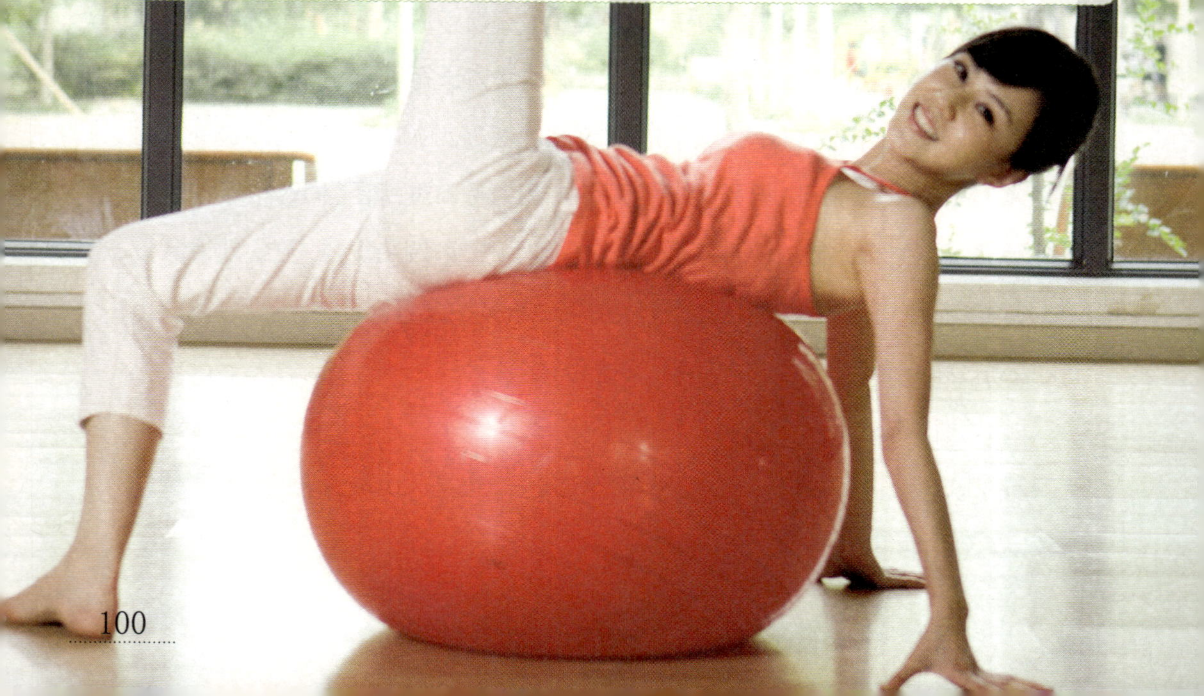

按摩减少皮下脂肪的积聚，加快脂肪的代谢和吸收，对消化系统、内分泌系统、神经体液代谢、糖代谢等都具有双向调节作用。只要对症施术，索源求本，按摩对肥胖和消瘦都会产生相应的功效。脂肪组织间隙的血管很少，而借助频繁的手法按摩，能促进毛细血管的再生、消除脂肪中的水分、加速脂肪组织的“液化”及利用。其手法以推、拿等为主。腹部按摩主要用摩、按、捏、拿、合、分、轻拍、刺等手法操作。每次可做10分钟左右，以促进肠的蠕动、腹肌的收缩，使一些脂肪转化为热量而消耗。经常按摩能减少脂肪的堆积、但对因脂肪肝、柯兴氏综合征引起的大腹凸效果不佳。

“按摩”的效果是促动脂肪，使它经常处在柔软而容易燃烧的状态。例如，平常没有运动而积存在腰围的脂肪，反复做“按摩来促动”就会有不可思议的效果！

在任何美容沙龙，大家都知道瘦身的基本是按摩。可是你知道吗？按摩有很多种类，且是随着部位的不同，分类来使用的。

运动使身体产生肌肉，若不运动肌肉会衰退，失去弹性，曲线也跟着消失，所以需要“按摩”。衰退的肌肉，使用按摩来恢复，可提高原来的机能，并造出有弹性的身体。

基本的手掌按摩使用整个手掌来按摩。手不是用力握着，而是使用力量的强弱，来回搓揉的按摩。特别是按摩肌肉硬的部位更有效果。

“抓捏”用半只手指使用到手指第二关节为止的抓捏式按摩。像拉着皮肤一样之后，手指以压着它的感觉来移动是重点。分成小部分，慢慢移动。适合松弛或脂肪多的部分。

扭转按摩使用双手使用两手手指的力量来按摩。以拇指为主力，其他手指为辅助，左右、反方向来扭转。比较适合于肌肉多而脂肪厚的部位，可分为小部分细心地按摩。

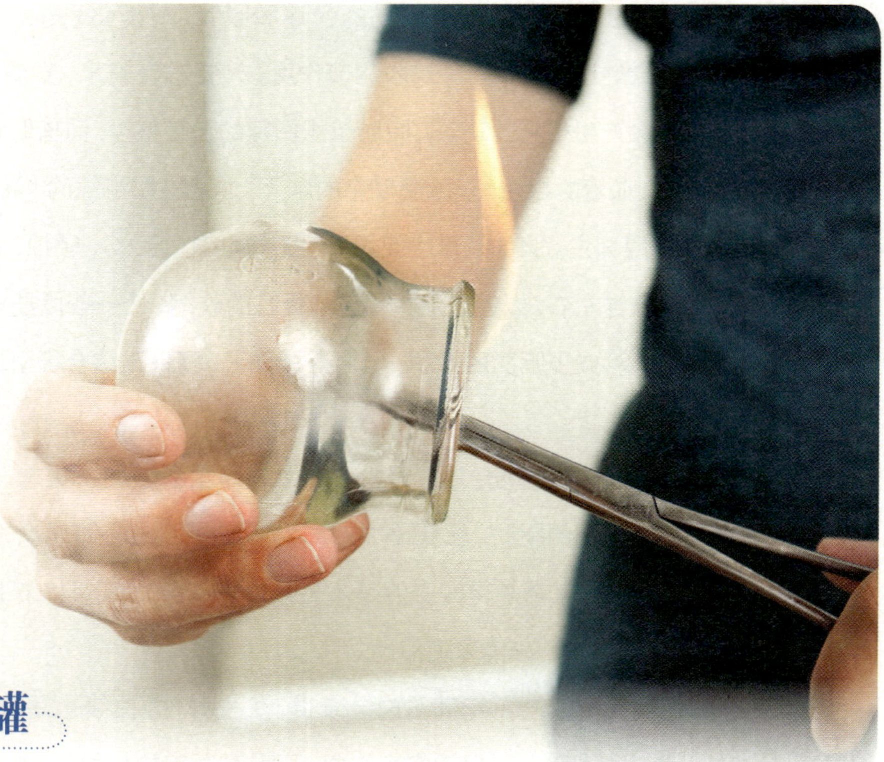

拔罐

拔罐法又名“火罐气”“吸筒疗法”，古称“角法”。这是一种以杯罐作工具，借热力排去其中的空气产生负压，使吸着于皮肤，造成淤血现象的一种疗法。古代医家在治疗疮疡脓肿时用它来吸血排脓，后来又扩大应用于肺痨、风湿等内科疾病。建国以后，由于不断改进方法，使拔罐疗法有了新的发展，进一步扩大了治疗范围，成为针灸治疗中的一种重要疗法。

拔罐法的作用机制

(1) 负压作用。国内外学者研究发现：人体在火罐负压吸拔的时候，皮肤表面有大量气泡溢出，从而加强局部组织的气体交换。通过检查，也观察到：负压使局部的毛细血管通透性变化和毛细血管破裂，少量血液进入组织间隙，从而产生淤血，红细胞受到破坏，血红蛋白释出，出现自家溶血现象。在机体自我调整中产生行气活血、舒筋活络、消肿止痛、祛风除湿等功效，起到一种良性刺激，促其恢复正常功能的作用。

（2）温热作用。拔罐法对局部皮肤有温热刺激作用，以大火罐、水罐、药罐最明显。温热刺激能使血管扩张，促进局部的血液循环，改善充血状态，加强新陈代谢，使体内的废物、毒素加速排出，改变局部组织的营养状态，增强血管壁通透性，增强白细胞和网状细胞的吞噬活力，增强局部耐受性和机体的抵抗力，起到温经散寒、清热解毒等作用，达到促使疾病好转的目的。

（3）调节作用。拔罐法的调节作用是建立在负压或温热作用的基础之上的，首先是对神经系统的调节作用，由于自家溶血等给予机体一系列良性刺激，作用于神经系统末梢感受器，经向心传导，达到大脑皮层；加之拔罐法对局部皮肤的温热刺激，通过皮肤感受器和血管感受器的反射途径传到中枢神经系统，从而发生反射性兴奋，借以调节大脑皮层的兴奋与抑制过程，使之趋于平衡，并加强大脑皮层对身体各部分的调节功能，使患部皮肤相应的组织代谢旺盛，吞噬作用增强，促使机体恢复功能，阴阳失衡得以调整，疾病逐渐痊愈。

其次是调节微循环，提高新陈代谢。微循环的主要功能是进行血液与组织间物质的交换，其功能的调节在生理、病理方面都有重要意义。还能使淋巴循环加强，淋巴细胞的吞噬能力活跃。此外，由于拔罐后自家溶血现象，随即产生一种类组织胺的物质，随体液周流全身，刺激各个器官，增强其功能活力，有助于机体功能的恢复。

（4）不同罐法不同作用。在火罐共性的基础上，不同的拔罐法各有其特殊的作用。如走罐具有与按摩疗法、保健刮痧疗法相似的效应，可以改善皮肤的呼吸和营养，有利于汗腺和皮脂腺的分泌，对关节、肌腱可增强弹性和活动性，促进周围血液循环；可增加肌肉的血流量，增强肌肉的工作能力和耐力，防止肌萎缩；并可加深呼吸，增强胃肠蠕动，兴奋支配腹内器官的神经，增进胃肠等脏器的分泌功能；可加速静脉血管中血液回流，降低大循环阻力，减轻心脏负担，调整肌肉与内脏血液流量及贮备的分布情况。缓慢而轻的手法对神经系统具有镇静作用；急速而重的手法对神经系统具有一定的兴奋作用。

循经走罐还能改善各经功能，有利于经络整体功能的调整。再如药罐法，在罐内负压和温热作用下，局部毛孔、汗腺开放，毛细血管扩张，血液循环加快，药物可更多地被直接吸收，根据用药不同，发挥的药效各异。如对于皮肤病，药罐法的局部治疗作用就更为明显。水罐法以温经散寒为主；刺络拔罐法以逐瘀化滞、解闭通结为主；针罐结合则因选用的针法不同，可产生多种效应。

火罐的来源

火罐疗法，是祖国医学遗产之一，在我国民间使用很久了。晋代医学家葛洪著的《肘后备急方》里，就有角法的记载。所谓角法，是用挖空的兽角来吸拔脓疮的外治方法。唐代王焘著的《外台秘要》，也曾介绍使用竹筒火罐来治病，如文内说："……取三指大青竹筒，长寸半，一头留节，无节头削令薄似剑，煮此筒子数沸，及热出筒，笼墨点处按之，良久，以刀弹破所角处，又煮筒子重角之，当出黄白赤水，次有脓出，亦有虫出者，数数如此角之，令恶物出尽，乃即除，当目明身轻也。"从以上介绍的角法和青竹筒制火罐的情况看来，我国晋、唐时代早已流行火罐了。此外，清代赵学敏写的《本草纲目拾遗》、吴尚先的《理瀹骈文》以及《医宗金鉴外科心法要诀》，对于我国火罐的产地、使用方法和适应证等，介绍的就更为清楚了。

罐的种类

罐的种类，常用的有下面几种：

①竹筒火罐：取坚实成熟的竹筒，一头开口，一头留节作底，罐口直径分3、4、5公分三种，长短约8～10厘米。口径大的，用于面积较大的腰背及臀部。口径小的，用于四肢关节部位。至于日久不常用的竹火罐，过于干燥，容易透进空气。临用前，可用温水浸泡几分钟，使竹罐质地紧密不漏空气然后再用。南方产竹，多用竹罐。②陶瓷火罐：使用陶土，作成口圆肚大，再涂上黑釉或黄釉，经窑里烧制的叫陶瓷火罐。有大、中、小和特小的几种，陶瓷罐，里外光滑，吸拔力大，经济实用，北方农村多喜用之。③玻璃火罐：玻璃火罐，是用耐热硬质玻璃烧制的。形似笆斗，肚大口小，罐口边缘略突向外，分1、2、3种号型，清晰透明，便于观察，罐口光滑吸拔

力好，因此，玻璃火罐，已被人们广泛地使用起来了。④抽气罐：用青、链霉素药瓶或类似的小药瓶，将瓶底切去磨平，切口须光洁，瓶口的橡皮塞须保留完整，便于抽气时应用。现有用透明塑料制成，不易破碎。上置活塞，便于抽气。

吸拔方法与运用

吸拔的方法：拔罐的方法目前常用的有以下几种：

（1）火罐法：利用燃烧时的火焰的热力，排去空气，使罐内形成负压，将罐吸着在皮肤上。有下列几种方法：

①投火法：将薄纸卷成纸卷，或裁成薄纸条，燃着到1/3时，投入罐里，将火罐迅速叩在选定的部位上。投火时，不论使用纸卷和纸条，都必须高出罐口3厘米多，等到燃烧3厘米左右后，纸卷和纸条，都能斜立罐里一边，火焰不会烧着皮肤。初学投火法，还可在被拔地方，放一层湿纸，或涂点水，让其吸收热力，可以保护皮肤。②闪火法：用7~8号粗铁丝，一头缠绕石棉绳或线带，作好酒精棒。使用前，将酒精棒稍蘸95%酒精，用酒精灯或蜡烛燃着，将带有火焰的酒精棒一头，往罐底一闪，迅速撤出，马上将火罐扣在应拔的部位上，此时罐内已成负压即可吸

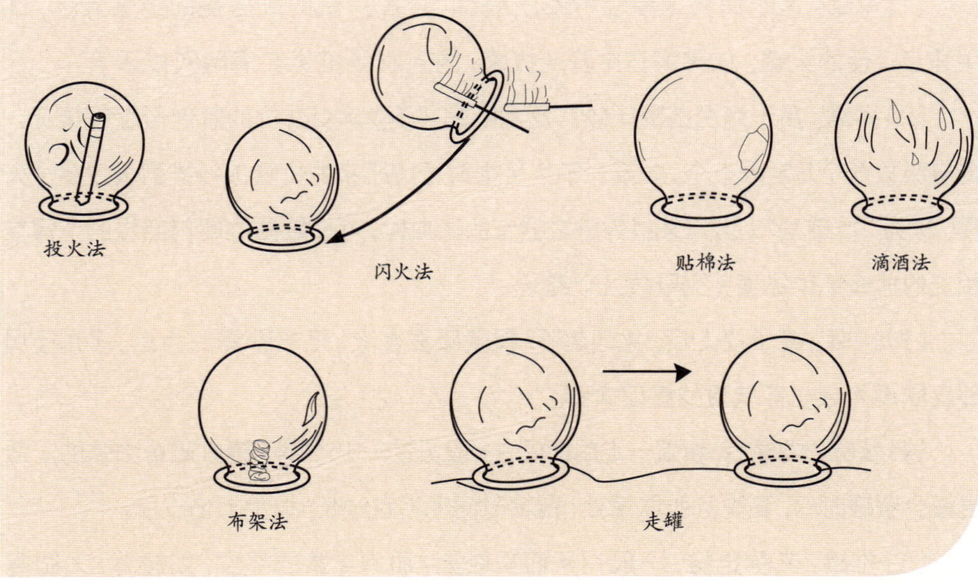

住。闪火法的优点是：当闪动酒精棒时火焰已离开火罐，罐内无火，可避免烫伤，优于投火法。③滴酒法：向罐子内壁中部，少滴1~2滴酒精，将罐子转动一周，使酒精均匀地附着于罐子的内壁上（不要沾罐口），然后用火柴将酒精燃着，将罐口朝下，迅速将罐子叩在选定的部位上。④贴棉法：扯取大约0.5厘米见方的脱脂棉一小块，薄蘸酒精，紧贴在罐壁中段，用火柴燃着，马上将罐子扣在选定的部位上。⑤架火法：准备一个不易燃烧及传热的块状物，直径2~3厘米，放在应拔的部位上，上置小块酒精棉球，将棉球燃着，马上将罐子扣上，立刻吸住，可产生较强的吸力。

（2）水罐法：一般应用竹罐。先将罐子放在锅内加水煮沸，使用时将罐子倾倒用镊子夹出，甩去水液，或用折叠的毛巾紧扪罐口，乘热按在皮肤上，即能吸住。

（3）抽气法：先将青、链霉素等废瓶磨成的抽气罐紧扣在需要拔罐的部位上，用注射器从橡皮塞抽出瓶内空气，使产生负压，即能吸住。或用抽气筒套在塑料杯罐活塞上，将空气抽出，即能吸着。

各种拔罐法的运用：

（1）单罐：用于病变范围较小或压痛点。可按病变的或压痛的范围大小，选用适当口径的火罐。如胃病在中脘穴拔罐；冈上肌肌腱炎在肩髃穴拔罐等。

（2）多罐：用于病变范围比较广泛的疾病。可按病变部位的解剖形态等情况，酌量吸拔数个乃至数十个。如某一肌束劳损时可按肌束的位置成行排列吸拔多个火罐，称为“排罐法”。治疗某些内脏或器官的淤血时，可按脏器的解剖部位的范围在相应的体表部位纵横并列吸拔几个罐子。

（3）闪罐：罐子拔上后，立即起下，反复吸拔多次，至皮肤潮红为止。多用于局部皮肤麻木或机能减退的虚证病例。

（4）留罐：拔罐后，留置一定的时间，一般留置5~15分钟。罐大吸拔力强的应适当减少留罐时间，夏季及肌肤薄处，留罐时间也不宜过长，以免损伤皮肤。

（5）推罐：又称走罐，一般用于面积较大，肌肉丰富的部位，如腰背、大腿等部，须选口径较大的罐子，罐口要求平滑，最好用玻璃罐，先在罐口涂一些润滑油脂，将罐吸上后，以手握住罐底，稍倾斜，即后半边着力，前半边略提起，慢慢向前推动，这样在皮肤表面上下或左右来回推拉移动数次，至皮肤潮红为止。

（6）药罐：常用的有两种。

①煮药罐：将配制成的药物装入布袋内，扎紧袋口，放入清水煮至适当浓度，再把竹罐投入药汁内煮15分钟，使用时，按水罐法吸拔在需要的部位上，多用于风湿痛等病。常用药物处方：麻黄、蕲艾、羌活、独活、防风、秦艽、木瓜、川椒、生乌头、曼陀罗花、刘寄奴、乳香、没药各2克。②贮药罐：在抽气罐内事先盛贮一定的药液（为罐子的2/3～1/2）。常用的为辣椒水、两面针酊、生姜汁、风湿酒等。然后按抽气罐操作法，抽去空气，使吸在皮肤上。也有在玻璃罐内盛贮1/3～1/2的药液，然后用火罐法吸拔在皮肤上。常用于风湿痛、哮喘、咳嗽、感冒、溃疡病、慢性胃炎、消化不良、牛皮癣等。

（7）针罐：先在一定的部位施行针刺，待达到一定的刺激量后，将针留在原处，再以针刺处为中心，拔上火罐。如果与药罐结合，称为“针药罐”，多用于风湿病。

（8）刺血（刺络）拔罐法：用三棱针、陶瓷片、粗毫针、小眉刀、皮肤针、滚刺筒等，先按病变部位的大小和出血要求，按刺血法刺破小血管，然后拔以火罐，可以加强刺血法的效果。适用于各种急慢性软组织损伤、神经性皮炎、皮肤瘙痒、丹毒、神经衰弱、胃肠神经官能症等。

操作方法

①准备材料：玻璃火罐2个（备用1个），根据部位，选择号型，镊子1把，95%酒精1小瓶（大口的），棉花球1瓶，火柴1合，新毛巾1条，香皂1块，脸盆1个。②术前检查：检查病情，明确诊断，是否合乎适应证。检查拔罐的部位和患者体位，是否合适。检查罐口是否光滑和有无残角破口。③操作方法：先用干净毛巾，蘸热水将拔罐部位擦洗干净，然后用镊子镊紧棉球稍蘸酒精，火柴燃着，用闪火法，往玻璃火

罐里一闪，迅速将罐子扣住在皮肤上。④留罐时间：过去留罐时间较长，有从10分钟留到30分钟以上的，这种长时间留罐，容易使局部黑紫一片，淤血严重，增加吸收困难，因此，现在留罐时间一般较前缩短了，根据身体强弱的浅层毛细血管渗出血液情况，可以考虑改从3分钟到6分钟比较合适。实践证明，短时间留罐比长时间留罐好处多。严重淤血减为轻微渗出血或充血，便于吸收，增强抗病能力；不留斑痕；防止吸过度，造成水泡伤引起感染；时间虽短，疗效较高。⑤起罐：左手轻按罐子，向左倾斜，右手食、中二指按准倾斜对方罐口的肌肉处，轻轻下按，使罐口漏出空隙，透入空气，吸力消失，罐子自然脱落。⑥火力大小：火力大小，也要掌握好。酒精多，火力大则吸拔力大；酒精少，火力小则吸拔力小。还有罐子叩得快则吸力大；叩得慢则吸力小。这些都可临时掌握。⑦间隔时间：可根据病情来决定。一般讲来，慢性病或病情缓和的，可隔日一次。病情急的可每日一次，例如发高烧，急性类风湿，或急性胃肠炎等病，每日一次、二次，甚至三次，皆不为过，但留罐时间却不可过长。⑧疗程：一般以12次为一疗程，如病情需要，可再继续几个疗程。⑨部位：肩端、胸、背、腰、臀、腋窝以及颈椎、足踝、腓肠肌等肌肉丰厚、血管较少的部位，皆可拔罐。另外还可根据病情，疼痛范围，可拔1~2个火罐，或4~6个甚至10个玻璃火罐。

注意事项

（1）体位须适当，局部皮肉如有皱纹、松弛、疤痕凹凸不平及体位移动等，火罐易脱落。

（2）根据不同部位，选用大小合适的罐。应用投火法拔罐时，火焰须旺，动作要快，使罐口向上倾斜，避免火源掉下烫伤皮肤。应用闪火法时，棉花棒蘸酒精不要太多，以防酒精滴下烧、伤皮肤。用贴棉法时，须防止燃着棉花脱下。用架火法时，扣罩要准确，不要把燃着的火架撞翻。用煮水罐时，应甩去罐中的热水，以免烫伤患者的皮肤。

（3）在应用针罐时，须防止肌肉收缩，发生弯针，并避免将针撞压入深处，造成损伤。胸背部俞穴均宜慎用。

（4）在应用刺血拔罐时，针刺皮肤出血的面积，要等于或略大于火罐口径。出血量须适当，每次总量成人以不超过10毫升为宜。

（5）在使用多罐时，火罐排列的距离一般不宜太近，否则因皮肤被火罐牵拉会产生疼痛，同时因罐子互相排挤，也不宜拔牢。

（6）在应用走罐时，不能在骨突出处推拉，以免损伤皮肤，或火罐漏气脱落。

（7）起罐时手法要轻缓，以一手抵住罐边皮肤，按压一下，使气漏入，罐子即能脱下，不可硬拉或旋动。

（8）拔罐后针孔如有出血，可用干棉球拭去。一般局部呈现红晕或紫绀色（淤血），为正常现象，会自行消退。如局部淤血严重者，不宜在原位再拔。如留罐时间过长，皮肤会起水泡，小的不需处理，防止擦破引起感染；大的可以用针刺破，流出泡内液体，涂以龙胆紫药水，覆盖消毒敷料，防止感染。

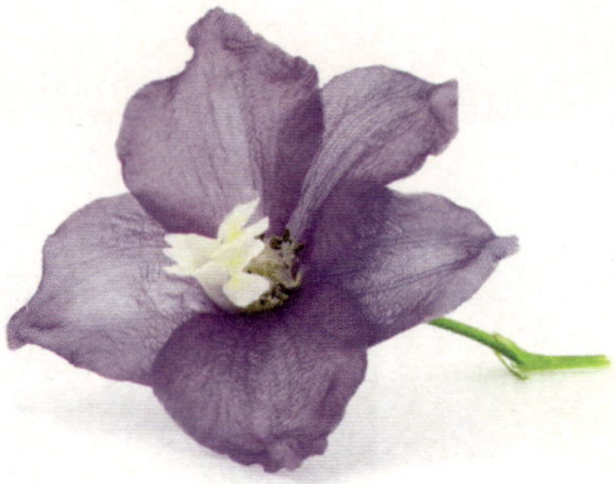

（本章编者：许建阳、王梅康、李静、郝晋东、马永升、王定雪、史丽娜、刘静、郝石磊、夏红杰）

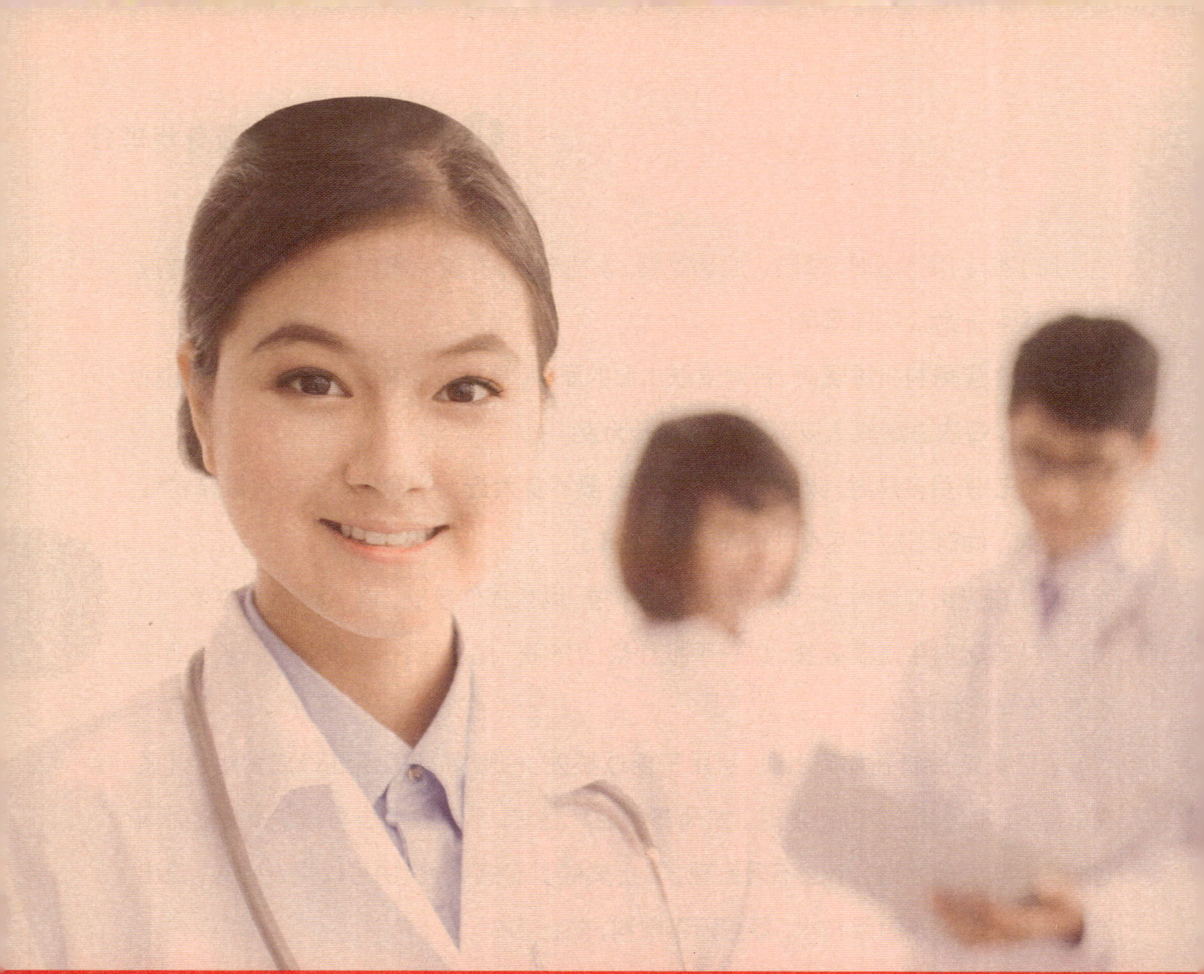

LILIAO HEHU NIN DE JIANKANG

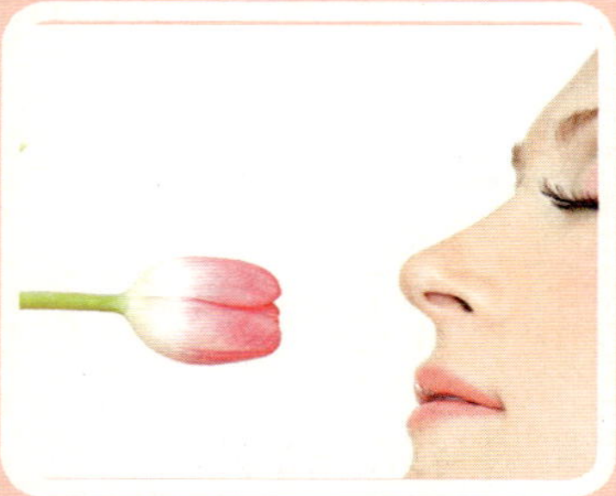
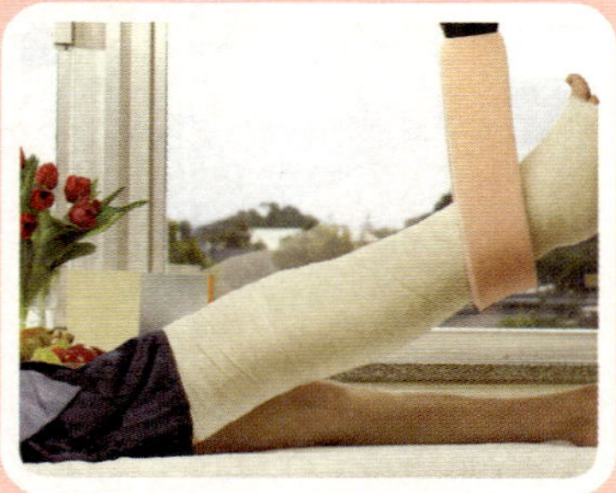
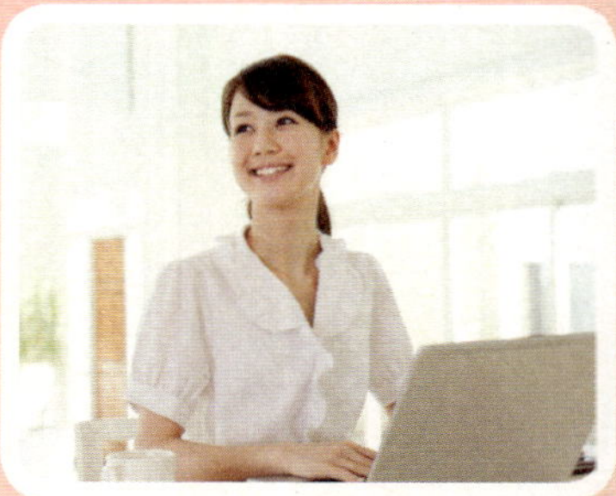

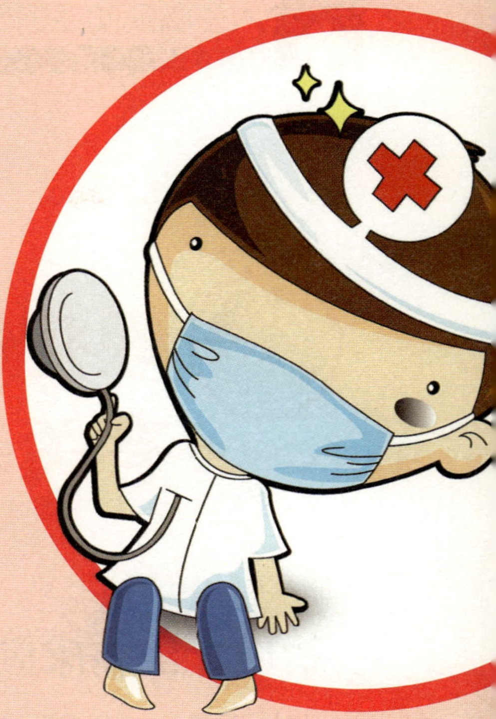

理疗呵护您的健康

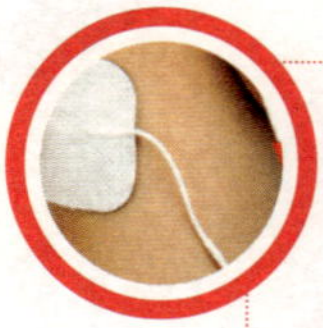

理疗临床应用有关基本原则

物理疗法临床应用的基本原则

（1）明确诊断，分析病因、病理、发病阶段，熟悉对本病的临床治疗原则。

（2）了解患者有无并发症，患者体质及治疗史，既往史，家族史等。

（3）运用掌握各种物理因子综合应用的知识，掌握各种物理因子作用的共性和特性。

（4）在总的临床治疗原则指导下制订理疗方案。

（5）心理治疗在进行理疗康复治疗中有重要作用。

（6）根据病情和病理变化及时调整疗法和剂量并及时与手术，药物、饮食，运动疗法等密切配合。

（7）物理康复治疗一般越早期应用，疗效越好，对慢性病应坚持治疗，不宜轻易放弃。

（8）治疗过程中必须密切观察局部及全身反应，根据不同发病阶段和机体反应，找出主要环节，治疗紧紧围绕重点，合理调整物理因子的种类和剂量，加速身体康复。

物理因子的选择

对于物理因子的特异性作用问题的研究有多方面的显著进展，因此需重视并及时了解和掌握这方面的科学研究成果，以便指导物理因子的临床应用并在实践中加以验证。

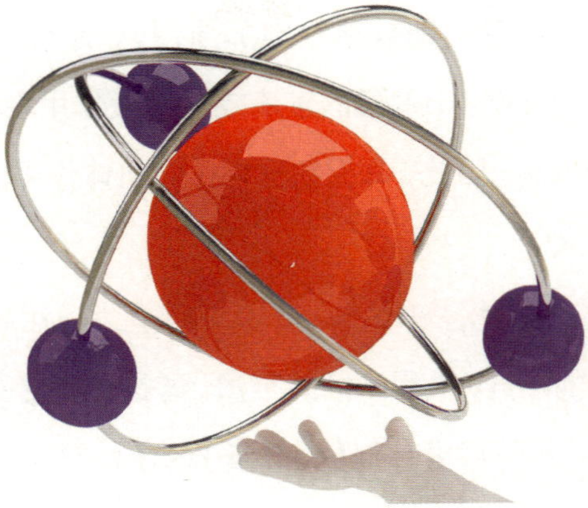

理疗的剂量

在临床工作中确定理疗剂量的大小是以下述五点为主要依据的：

(1)物理因子对机体作用的基本规律 物理因子对机体作用的基本规律是确定理疗剂量的重要依据，物理因子对各系统、器官、组织的功能和代谢影响的基本作用规律是：大剂量有抑制作用，小剂量则有调节作用或加强作用。例如；实验证明，在小剂量的超短波或小剂量的超声作用下，巨噬细胞的吞噬功能加强，但大剂量作用时则有抑制作用。在中等剂量（0.03毫安/厘米^2）的直流电全身性（一极置于肩胛间区，另二极置于两腓肠肌部）作用下，机体的防卫功能增强，并可改善代谢和营养过程。实验确定；在电流密度不超过0.1毫安/厘米^{2}的直流电作用下，可动员机体的代偿机能，在小剂量的微波作用下，肝、肾、心、肌肉、脑等组织的氧化还原加强，而大剂量的微波作用时，则减弱这一过程。小剂量的超声作用时，不引起组织的形态学改变，但可影响生化学过程，表现为：在超声作用后细胞内胸腺核酸的含量增加，蛋白质的合成增强，刺激细胞的发育生长，用不同剂量的超声作用于动物的腹部时，可引起脑的组织呼吸发生不同的变化：超强度的超声作用后抑制脑的能量代谢过程；高强度的超声作用后可降低脑组织内的氧化过程；中等强度的超声作用后脑组织的代谢无明显改变；低强度的超声多次或一疗程作用后可使脑组织的能量代谢规律性地加强，过一定时间后方恢复到原水平。动物实验和临床观察均证明：小剂量的直流或超短波作用均可促进周围神经的再生，而大剂量作用则抑制之。因此，掌握物理因子对机体作用的基本规律，对确定临床使用剂量有重要意义。

（2）疾病的性质及其发展阶段 用超短波治疗化脓性炎症时应根据其发展阶段的不同，采用不同的剂量，这是理疗专业人员所熟知的。远在四十年代就有人提出：是否可用大剂量（热量）的超短波治疗急性炎症，经大量的临床实践得到以下的结果，即用大剂量的超短波治疗急性或亚急性炎症有时也可收到良好的疗效，但有以下的缺点：①有一过性的病情加剧反应；②治疗深部组织炎症时，在某些情况下，不能彻底抑制细菌的繁殖，且易致脓肿形成；③可抑制皮肤的免疫功能，有的可出现皮炎；④作用部位接近内分泌腺对其有不利的影响。因此长期以来，用超短波治疗急性或亚急性化脓性炎症时，都选用小剂量。紫外线照射治疗伤口时，在早期应当用强红斑量照射，可促进坏死组织脱落，减轻疼痛，但在恢复期，当肉芽组织新鲜，周围有上皮生长时应当用小剂量，在此阶段如照射的剂量过大则可抑制上皮的生长。多年的实验研究和临床观察的结果一致确定：治疗动脉粥样硬化、高血压、冠心病、溃疡病、肝胆疾患及神经系统的某些疾患时，应用小剂量的物理因子具有更高的疗效。但是，对于某些慢性的迁延性的疾病处理过程原则却与上述情况相反，如下肢慢性营养障碍性溃疡的病变部位对外界任何刺激的反应都是微弱的，故适用较大剂量的物理因子治疗，如用强红斑量或超强红斑量的紫外线照射，较大剂量的电针疗法，较大剂量的直流电药物离子导入等。对某些骨科疾患，如增殖性骨关节病变，用中、小剂量的物理因子治疗使其急性症状缓解后，也只有应用较大剂量的物理因子（如直流电）治疗才能收到良好的效果。总之，由于疾病的性质不同，以及同一疾病的发展阶段不同，所用物理因子的剂量是有差别的，这在确定剂量时应当十分注意。

（3）个体的差异 确定理疗剂量时还必须仔细了解患者的个体差异，而非单纯地根据疾病本身所需治疗剂量的大小而定，这也是十分重要的。例如：风湿性肌炎、风湿性神经根炎一般用较大剂量的物理因子治疗，收效较好，但如果患者的体质较弱，神经系统的功能很不稳定，用大剂量的物理疗法可引起全身性的不良反应，如强红斑量紫外线局部照射后可出现头晕、睡眠差、食欲低下等不良反应，故使用的剂量应较一般选用的剂量为低。在工作中我们还体会到：有不少的农民、战士，由于平时在室外劳动的时间长，对阳光，冷热等的耐受性大，故理疗的剂量偏大，疗效较好。妇女在例假期间应当停止做腹部或腰部的超短波、短波、中波、微波或红外线等治疗，使用一些全身性的物理疗法时剂量也应适当减小；更年期的妇女往往对物理因子的刺激反应较大，故理疗时剂量也应偏低。总之，患者体质的强弱、年龄的大小、性别的不同，平时锻炼的基础、营养状况、神经、心血管系统的功能状态方面的差异，对我们确定剂量的大小有重要的关系。

（4）受作用的组织、器官的特点 由于各种组织、器官在结构和功能方面都有一定的特异性，因此物理因子作用于不同的组织、器官时，所用的剂量也是有差别的。例如：副鼻窦内的血管较少，对温热的调节性能较差，故超短波作用时剂量不宜过大，眼球含液体较多，血液循环较差，用超短波、中波、微波治疗眼病时，剂量不应大，如用大剂量的微波作用到眼部，使眼球内部的温度升高到45℃以上时，可引起白内障，而小剂量的微波治疗一些眼的疾患却有良好的疗效。睾丸组织的血管细小，热调节功能不佳，用超短波，微波等作用时，剂量也以偏低为宜。据实验报告：用同一强度的超声作用于不同的组织——皮肤、肌肉、腹壁、大肠、脊髓腰段后，比较其形态学变化，结果脊髓前角的神经细胞变化最明显，因此，超声波作用于脊髓部时剂量不宜大。高级神经系统、内分泌腺，生殖器官对物理因子的作用是比较敏感的，这一概念在确定剂量时不应忽略。

(5)理疗方法的作用机理 最后，在确定剂量时，还应考虑所使用的物理疗法的具体作用机理，例如电兴奋疗法治疗神经衰弱和直流电药物离子导入治疗神经衰弱的作用机理是截然不同的，前者是通过兴奋诱导大脑皮质的抑制过程，后者则是通过节段反射的作用调节大脑皮质的基本神经过程，虽然两种疗法的最终作用效果可能是相同的，但由于它们各自的作用机理不同，故电兴奋治疗时使用偏大的剂量，而直流电药物离子导入治疗时使用偏小的剂量。实验研究和临床观察还发现：对冠心病患者为改善植物神经对心脏的调节功能，冠状血循和心肌功能，使用近于生物电的弱直流电疗法是有益的，如果使用的剂量偏大则病变心脏的神经和血管有可能发生异常反应（倒错反应）。总之，各种物理疗法的作用机理不同，因此选择使用的剂量也不同，这是确定剂量的基本依据。

物理因子的综合应用

物理因子的综合应用内容十分丰富，远在本世纪初许多学者就强调了综合应用物理因子的宝贵价值，即可以显著地提高疗效。当前认为：物理因子的科学的综合应用是理疗学的重要研究课题之一，物理因子的综合应用可由下列的不同形式实验：

(1)同时应用两种物理因子的协同作用 例如：超声-间动电疗法、超声-中频调制电疗法、中频-直流电疗法、低频电-磁疗法等，都是同时应用两种物理因子的协同作用以提高疗效。水电浴疗法，即利用水和电（直流电、低频电）的互相加强作用，可降低水温，适当缩短治疗时间，从而避免一种物理因子的过强刺激，减轻心血管系统的负担，故适用于关节疾患并心血管功能不全的患者。中波或短波直流电药物离子导入疗法是由于高频电降低了组织的障壁功能，从而提高离子导入的效果。

(2)连续应用多种物理因子进行综合治疗 第一种物理因子作用后，改变了受作用的组织器官甚至整个机体的功能状态，连续应用第二种物理因子时，也可显著增强疗效。在一般情况下，多先用局部性的物理疗法，然后再用全身性的物理疗法。

以加强受作用的组织器官的反应。如治疗神经根炎，可先用局部的电疗、光疗，然后行全身水浴或体疗；治疗脑血栓形成时，先按摩，然后体疗、矿泉浴（或在水浴中进行医疗体操）；治疗早期高血压时，可先行电疗，休息半小时后再行体疗；治疗骨折时，先做局部的电疗或蜡疗，然后体疗。另一种方式是先用一种物理疗法，为连续应用另一种物理疗法创造更加有利的作用条件，以提高疗效。如治疗银屑病时，先做矿泉浴或普遍水浴，然后再做紫外线照射，以增强病灶局部对紫外线照射的反应；治疗疤痕挛缩时，先做蜡疗或超声治疗，然后做体疗，可明显地提高疗效。

（3）交替应用多种物理因子进行综合治疗　当病变较重或处于急性阶段，机体和病变的组织比较脆弱，不宜给予较多的刺激时，可交替应用一些物理疗法，以便更有效地治疗。例如：对重症周围病变的患者，可一天做直流电药物离子导入，另一天做短波治疗，（每天均作体疗）。这种隔天交替应用不同的物理疗法不仅可发挥每种疗法的特异性治疗作用，而且可延续机体对物理因子多次作用后所产生的适应现象。

在进行综合性理疗时，应当注意在同一部位同时应用几种性质相同或作用相近的物理因子是不必要的，甚至是禁忌的。因为多种性质相同的物理因子连续作用时总的剂量过大，有使病理变化加剧的危险，并使机体负担过重。

（4）理疗的频度与疗程　一般每日1~2次，特殊病倒可每日数次，或隔1~2日一次，12~20次为一疗程。

理疗疗程中的反应

理疗疗程中的反应又称“病灶反应”，虽然早已被广大理疗工作者所重视，并进行了多年的研究，但至今还缺乏明确的结论。这一问题涉及以下几种情况：

（1）治疗时选用的物理因子和方法、剂量对患者的病情和全身状况都是适宜的，理疗疗程中可不出现病变组织器官的不良反应。最后收到良好的疗效，显然这是最理想的。

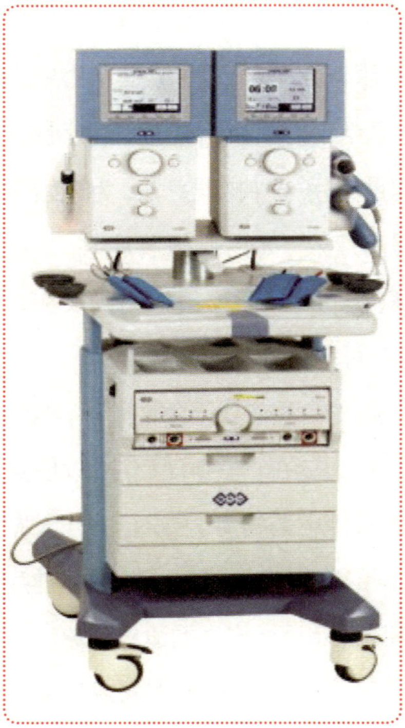

（2）理疗中、由于对物理因子的选择及使用方法不当，可引起病理过程加剧及全身性的不良反应，这种情况应当避免。

（3）排除了物理因子的选择及使用方法的不当，部分患者在理疗疗程中仍可能有一过性的、不甚剧烈但明显的病理过程及临床症状加重的反应，即“病灶反应”。这种局部性反应（有时也可伴有全身性的轻微反应）与物理因子对神经调节（特别是植物神经中枢和脑干的网状组织）、营养代谢、血液循环以及内分泌功能有影响。有人认为：这种性质的“病灶反应”显示病变的组织器官有进一步加强和加快修复的可能性，对收到更好的疗效是有益的。分析3000名患者的理疗反应，发现部分患者可有“病灶反应”，具体情况如下：第一次反应在理疗后早期发生；第二次反应在理疗的14～20次之间发生，均表现为临床症状一过性的、不甚剧烈的加重，这两次反应过后病情均可明显的好转，因此不必中断理疗；第三次反应发生在理疗的第30～40次之间，反应的持续时间长，对疗效有不利的影响，应当防止。

综上所述，并非任何理疗后的“病灶反应”都是有害的。在实际工作中应当认真分析和区别：是由于理疗不当引起的，还是在正常情况下也可能发生的“病灶反应”。这个问题具有十分重要的实际意义，应进一步引起重视。

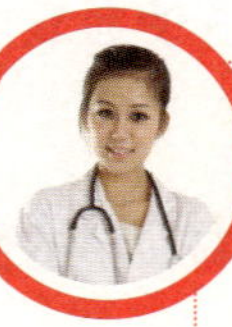

临床各科疾病的理疗

急性肺炎有妙招，轻松简单把病医

肺炎是肺部气体交换单位的炎症，主要因细菌感染引起，也可因病毒、真菌、寄生虫及其他病原体引起。肺炎通常急性起病，表现为发热、咳嗽、咯痰、胸痛，严重的有呼吸困难、缺氧、休克、少尿甚至肾功能衰竭等。

治疗肺炎最有效的物理疗法是采用无热量超短波治疗，从而有机地将多种生物效应叠加，起到增效作用，进而促进肺炎的康复，其治疗作用如下：

(1)对病原菌的直接杀灭或抑制作用。超短波对病原菌具有抑制与杀灭作用。

(2)减少炎症介质的释放。其消炎机制可能与激活炎性介质的灭活系统，促使组胺、血管加压素、激肽等的分解或抑制其合成有关。

(3)改善局部循环，提高局部药物浓度。超短波能促进肺部组织的血液循环和淋巴回流，加速组织的修复过程，提高局部组织的药物浓度。

(4)改善通气，减轻症状。由于局部血液循环和淋巴回流的改善，炎性水肿迅速消退，增加支气管和肺泡的通畅度，改善低氧环境，增强肺部的防御功能，肺部炎症迅速消除，罗音消失，渗出物吸收，病程缩短。

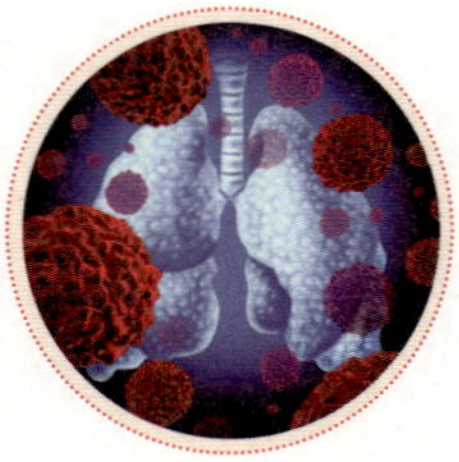

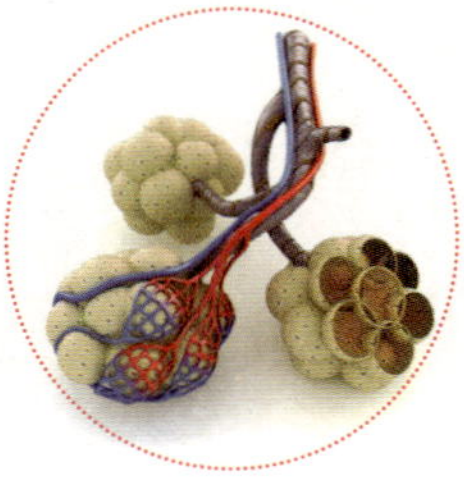

（5）提高机体免疫力。超短波还能加强局部组织的代谢过程，利用神经体液因素，使血管扩张，血流加速，增加网状内皮细胞吞噬功能，提高体内抗体补体的能力，并使血氧含量pH等指标发生显著变化，调整机体的免疫功能。

超短波通过以上作用，缩短了肺炎的疗程，减少了抗生素的应用，且无痛苦，无不良反应，治疗时间短，患者容易配合。主要治疗方法为：在患者热退后加用短波及超短波疗法（对病灶延迟收缩的肺炎患者），可用短波电缆盘患区胸背对置法，温热量，或超短波，无热量，每次15～20分钟，每日1～2次。

同时还可以采取以下物理疗法：如超声波。患侧胸部前后对置，微热量，每次10～15分钟，每日1～2次。或紫外线联合应用。

紫外线在病灶相应部位，分前、后、侧面三区，每区200～300平方厘米，每日照射一区，自4～6个MED开始，重复照射增加1～2个MED，共照射6～12次为一疗程。对促进肺炎吸收，减轻症状，缩短病程起重要作用。

微波疗法（厘米波或分米波）。圆形辐射器，距离10厘米，40～60瓦，每次10～12分钟，每日1次。对啖症吸收不良的迁延期患者尚可采用红外线或石蜡疗法，中小波、空气阴离子吸入疗法，同时综合应用呼吸体操。

良好的生活习惯也可以有效防治肺炎。

慢性咽炎别着急，理疗帮你想办法

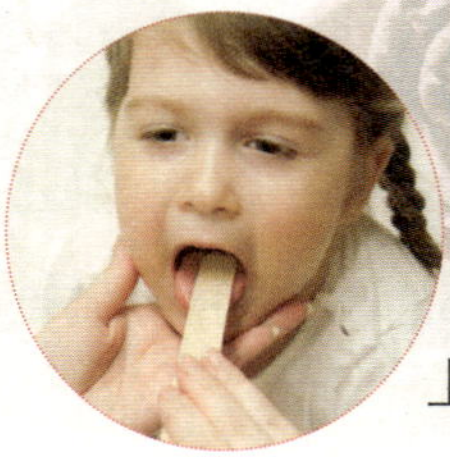

治疗慢性咽炎，首先必须了解慢性咽炎。

慢性咽炎指咽部黏膜、黏膜下及淋巴组织的弥漫性炎症。慢性咽炎病程较长，症状顽固而不易治愈，多发生于中年人身上。发生原因是急性咽炎治疗不够彻底反复发作转为慢性，或因慢性鼻炎、鼻窦炎，以及物理、化学等因素经常刺激咽部。表现为咽部有异物感，分泌物增多且黏稠，往往因过量吸食烟酒酸辣等刺激性食物而加重。所以自我调养很重要。

治疗慢性咽炎最主要的物理疗法也是采用无热量的超短波疗法，它能有效地控制感染、消炎、止痛、消肿，同时加强局部血液循环改善组织营养，消炎，促使炎症部位愈合。

超短波能有效抑制慢性咽炎发生，改善了症状，用超短波治疗，无热量，15~20分钟1次，每日1~2次，连续3~5天。同时也可以采用体腔紫外线（2~3MED），微波疗法，奴夫卡因颈领区节段反射疗法，超声药物雾化吸入，负氧离子吸入，氦-氖激光（直接穴位照射）等物理疗法。

超短波的有效应用，使患者看到了希望和阳光，炎症患者得到了更好治愈。

类风湿性关节炎需早治疗，莫让疼痛伴你身

类风湿性关节炎中医称为痹症，是风寒湿热等外邪侵袭人体，使经络闭阻，气血运行不畅，导致肌肉、筋骨、关节发生酸痛、麻木，屈伸不利，甚或关节肿大、灼热的病症。发病部位主要表现在手、足等一些小关节，如不积极治疗最终会发展成关节活动障碍。

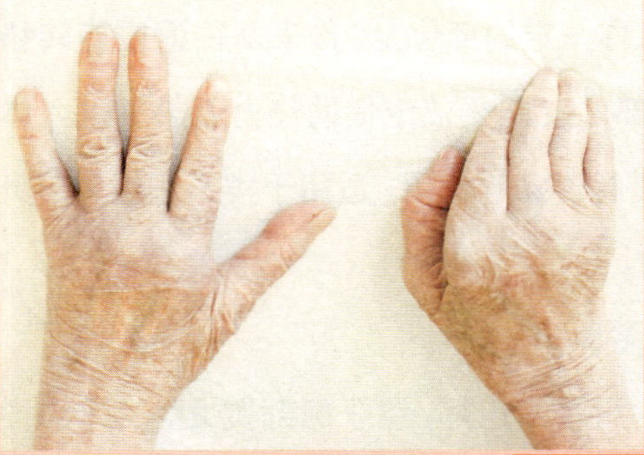

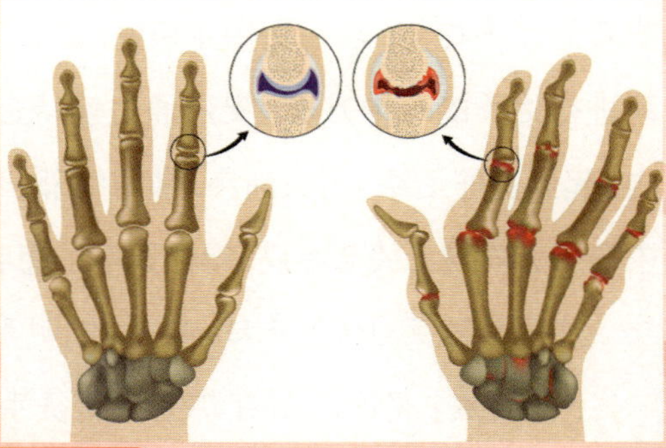

类风湿性关节炎

（1）关节晨僵至少一个小时。

（2）至少一个关节活动时疼痛或有压痛。

（3）众多关节肿或至少有两个关节肿胀。

（4）手关节软组织肿胀（腕关节、指间关节等）。

（5）对称性关节肿胀，同时侵犯机体两侧的同一个关节，远侧指间关节的累及不能满足此项标准。

（6）骨隆起部或关节附近的皮下结节。

（7）腕关节和手关节X线改变，骨质疏松存在。

（8）类风湿因子阳性。

类风湿性关节炎是最明显、最易致残的关节炎，是感染因子、免疫反应、滑膜增生三因素共同作用的结果，迄今尚无特效疗法。但在缓解症状，促进功能恢复方面物理疗法有其独特之处，现综述如下：

（1）磁疗　磁疗法又叫磁场疗法，是指应用磁或磁性材料产生的磁力线，发生磁场，按人体经络、穴位进行治疗的方法。它具有镇痛、镇静、消炎及消肿作用。它给类风湿性关节炎患者的康复和治疗提供了一个有力的手段。取直径10毫米、厚度5毫米左右，表面磁场强度500～1500高斯的磁片于局部或痛处直接敷贴，以胶布固定，1次3～6个穴，每日1次，每次20～30分钟。

（2）热熨疗法　热熨疗法是治疗类风湿患者常用的外治法之一，它是用中草药或其他传热物体，加热后用布包好，放在人体一定的部位上，作来回往返或旋转移动进行治疗的一种方法。熨法通过使特定部位皮肤受热或借助热力逼热气进入体内，起到舒筋活络、行血消瘀、散寒祛邪、缓解疼痛等作用。适用于类风湿性关节炎中寒痹症表现为关节冷痛，得热则舒的患者。

热熨疗法又可分为砖熨、盐熨、药熨等多种。

（1）砖熨：将砖块放在炉上烧至烫手，用厚布包好，置于患部熨之，治疗部位垫3～5层布，以防烫伤。热度降低后可再换1块热砖，反复多次。

（2）盐熨：将食盐放于锅内文火烧至热烫，倒一半入布袋内，扎紧袋口，放在疼痛部位来回热熨，待冷后换另一半热盐装入袋中交替使用，每天1～3次。每次约40分钟。

（3）药熨：多采用温经通络、调和气血等芳香性味药物，将其研末，用热酒、醋等炒热后，以布包或装袋，置患部熨敷，或在患部往返移动，使皮肤受热均匀。温度过低则更换，反复多次。可选用的药物及方法很多，现简介一种：将大葱白250克打碎，放入炒烫的青盐250克中，再同炒1～2分钟，装入布袋，热熨痛处。药袋冷即更换。每日2次，每次30分钟。

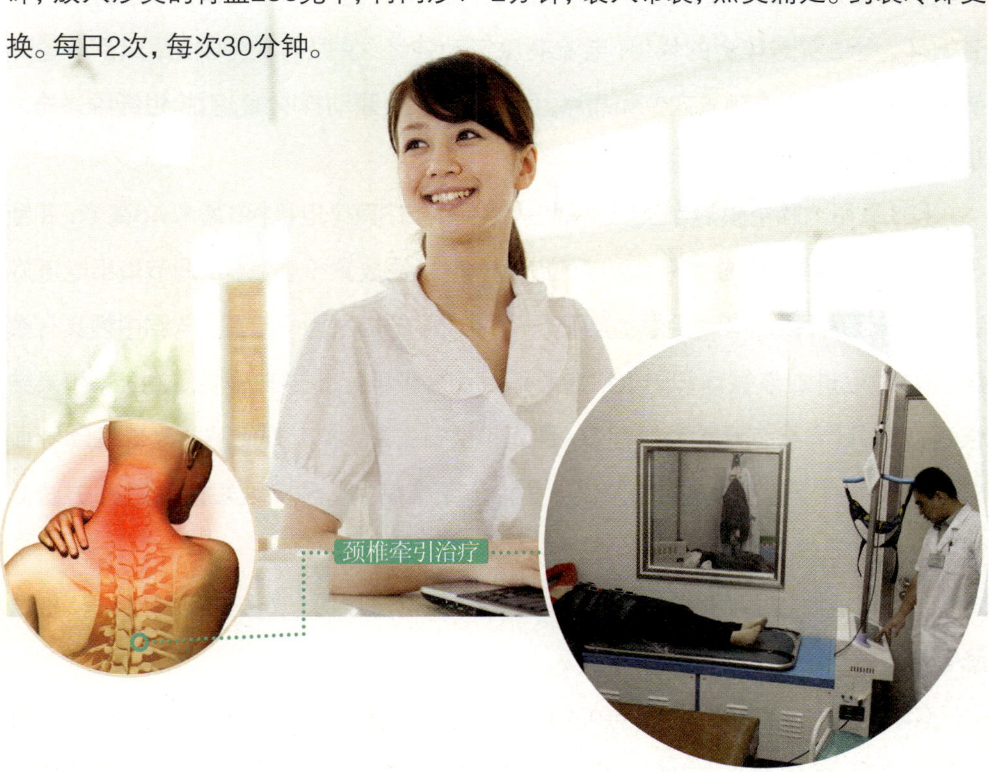
颈椎牵引治疗

颈椎病常发生，生活小节需注意

颈椎病是由于颈椎长期劳损、骨质增生，或椎间盘脱出、韧带增厚，致使颈椎脊髓、神经根或椎动脉受压，出现的一系列功能障碍的临床综合征。此病以往好发于中老年人，随着疾病谱的改变，颈椎病已发于青少年中。

颈椎病主要分为：颈型颈椎病、神经根型颈椎病、脊髓型颈椎病、椎动脉型颈椎病、交感神经型和混合型颈椎病。

治疗方法：

（1）采用温热式低周波治疗器进行治疗，正极导子放在第7颈椎，两个负极导子放在双侧、单侧斜方肌或疼痛部位。选择自动程序1进行治疗，输出强度在40～80之间，导子温度根据个体差异而决定，每次治疗20分钟，每天1次，10次为1个疗程。温热式低周波治疗器通过低频电流对局部肌肉、神经、血管产生刺激。可达到促进血液循环，增强新陈代谢的作用；电流刺激运动神经，使肌肉发生收缩，起到改善麻痹的作用；低频电流刺激穴位和痛点，可使肌肉产生颤动样收缩，引起粗纤维兴奋，从而关闭闸门起到止痛作用。

（2）采用电脑中频治疗仪。选用机内存储处方，两个电极板6毫米×8毫米，并置于颈椎两旁或者一个放置于颈椎部位，另一电极板放置于患肩部，调节输出电流旋钮至适当强度（以患者耐受量为度）。一次20分钟，10次为一疗程。电脑中频具有镇痛、消炎、促进血液循环和防治肌肉萎缩以及降低神经传导兴奋性等功能。如果结合颈椎牵引（它具有解除颈肌痉挛、纠正椎关节紊乱、扩大椎间隙并改善椎动脉血流量等作用），具有协同与累积效应，是治疗颈椎病的一种疗程短、见效快、方法简便和不良反应少的较为理想的方法。

（3）超短波、短波及微波等疗法，通过深部电热作用，改善脊髓，神经根、椎动脉等组织的血液循环，使功能恢复。

（4）牵引是颈椎病保守治疗中的有效方法。牵引具有对颈椎产生制动作用，能解除颈肌痉挛，使颈部肌力放松；纠正椎间失稳引起的小关节紊乱，恢复颈椎椎间关节的正常序列，有利于颈椎生理曲度及关节的矫正，伸张被扭曲的椎动脉；牵引还可加大颈椎间隙，缓解椎间盘及钩突关节关节囊对神经根和椎动脉及硬膜囊的压迫。从而使症状得到缓解或消失。

（5）半导体激光治疗颈椎病，采用上海产MDC21000231BP型GaAlAs半导体激光治疗，波长830纳米，功率300～500兆瓦，连续式脉冲输出，光斑直径5毫米。患者仰卧位，肩下垫薄枕，稍伸展颈部，操作者在环状软骨气管旁用左手食指和中指在胸锁乳突肌内缘把颈总动脉挤向外侧与器官分开，用左手中指触及C横突前结节，在内侧C横突基底节时左手食、中指固定不动，右手持激光探头置于左手食指和中指指尖之间接触式照射，以患者感轻度刺痛为宜，左右侧各照射5分钟。10次为一个疗程，治疗1～2个疗程。其作用是：阻断通往头颈的交感神经传导，消除交感神经的过度紧张，使颈总动脉及椎动脉的血流速度和血流量增加，改善头颈及上肢的血流供应，改善大脑缺血、缺氧状况，使头痛头晕症状得到改善；缓解颈肩的肌肉、韧带等软组织紧张，解除椎动脉痉挛，加速组织活性物质生成和疼痛物质代谢，具有良好的消炎、消肿、止痛作用。

（6）治疗颈椎病也可采用针灸疗法针刺穴位：大椎，颈3～7夹脊穴为主。配穴：神经根型配天宗、肩髃、外关、合谷；椎动脉型配百会、风池、四神聪；交感型配百会、内关、合谷；脊髓型配肩井、曲池、外关、合谷、环跳、足三里。采用平补平泻手法，以得气为度，留针30分钟，中间行针3次，以加强刺激，每日1次，10次为1个疗程。

（7）如配合按摩疗法治疗颈椎病效果更佳，患者取坐位，医者站立其背后，先以推、揉、拿、拔、伸等手法做颈背部按摩，使颈部周围肌肉放松，达到疏通经络，调理气血的作用。然后医者一手“托”下颌，另一手置患者枕部，使患者头部向左转动15次，托下颌和枕部向上拔伸1分钟。同法向右转颈15次，然后向上拔伸颈1分钟即可。

治疗颈椎病，理疗多种多样，除上述所说，还有离子导入疗法、石蜡疗法、红外线偏正光疗法等，对于颈椎病都有着很好的疗效。

小小肩周别轻视，生活常识把你难

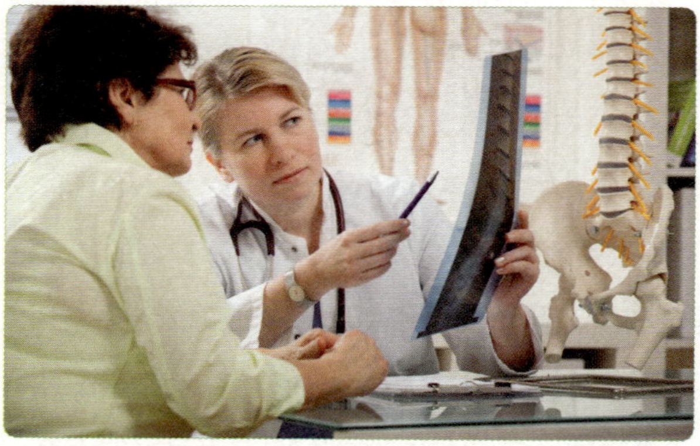

肩周炎是以肩关节疼痛和活动不便为主要症状的常见病症。本病的好发年龄在50岁左右，女性发病率略高于男性，多见于体力劳动者。患肩周炎的年龄与肩关节产生严重退变的年龄相一致，肩部有损伤史或曾经有局部外固定史、受寒史、偏瘫史，也有无任何诱因而发病者。如得不到有效的治疗，有可能严重影响肩关节的功能活动，妨碍日常生活。

物理治疗方法运用电、光、声、磁、冷、热、机械等物理因子治疗肩关节周围炎。具有改善局部血液循环、解除肌肉痉挛、松解粘连及减轻疼痛等作用。

(1) 短波 是应用波长10~100米，频率为3000~30000千赫范围的高频电波作用于人体的一种物理疗法。它产生的高频交变磁场通过组织时，可产生电流而使组织生热。具体操作方法为：将扁平盘状的电缆线用松紧橡皮带固定于患肩，以患者感到局部温热为剂量指标，每次治疗20~30分钟，隔日1次，20次为1个疗程。

(2) 微波 是利用1毫米~1米的超高频电磁波对人体进行治疗的一种物理疗法，其温热作用深透而均匀，具体操作方法为：圆形辐射器对准患肩，距离为5~10厘米，以50~90瓦，功率密度0.15瓦/厘米^{2}的温热剂量进行辐射，每次10~20分钟，隔日1次，15次为1个疗程。

(3) 蜡疗 是利用加温后的石蜡作导热体，涂敷于患部达到治疗目的的一种治疗方法。石蜡导热性小，易为人体接受，保温时间较为持久，并在冷却过程中带有一定的机械压缩作用，方法有：蜡饼法、蜡袋法等。蜡饼法是一常用蜡疗法，具体操作为：将熔解的蜡液置于容器，待其半固态时，做成厚1~2厘米的蜡饼，敷于患肩。蜡袋法的具体操作为：预先在耐热塑料袋装入1/3容量的熔化蜡液。治疗时将封闭好的蜡袋投入热水加温，待蜡熔化后敷于患肩。一般每日1次，每次30～60分钟，15次为1个疗程。

(4) 红外线疗法 是应用红外线辐射作用于人体达到治疗目的的一种物理方法。它的热作用不但能促进血液循环，消除炎症，还可降低末梢神经的兴奋性从而镇痛，缓解肌肉痉挛。具体方法为红外线灯对患肩照射，灯距一般为30～50厘米，治疗剂量一般以患者肩关节局部有舒适热感，皮肤出现均匀的桃红色红斑为宜，每次照射时间一般为15～30分钟，每日1次，15～20次为1个疗程，在家中尚可选择热水袋，湿热敷等在患肩局部进行温热疗法。但进行温热疗法时应注意避免温度过高，造成烫伤。

(5) 推拿疗法 让患者取坐位，以滚法滚动患侧肩前部、肩外侧、上臂内侧及腋后部；一指禅推法施术于患侧肢体，点按合谷、曲池、缺盆、肩髃、肩井和天宗等穴位并寻找明确痛点阿是穴点穴3分钟；配合患肢被动的外展、外旋及上肢被动上举，内收运动5分钟；旋转、托肘及扶肘摇肩顺时针及逆时针各5遍，上肢被动后扳、提抖法各3遍；搓肩和上肢5遍；抖上肢部2分钟。用轻快的揉法、滚法结束治疗，每日1次，每次30分钟。

(6) 刮痧疗法 患者取坐位，在推拿治疗后，先在患侧肩颈部压痛点及下列部位，均匀涂擦红花油。①后颈部从天柱至胸椎；②肩井至肩峰；③肩胛部魄户、膏肓至膈关，天宗至肩贞带；④肩前中府、肩上肩髃和肩后部位；⑤三角肌压痛点至曲池或三角肌压痛点至外关。涂药后用水牛角刮痧板与患部皮肤呈45° 倾斜角度，由上而下颈部、肩上、肩后，由内而外肩前循经均匀刮拭治疗。其中肩胛部天宗至肩贞一带用刮板角刮拭。以皮肤表面出现红花朵点或青紫包块为度。痧疹消退后再行刮痧每周1次或2次，每次刮治后须饮1杯白开水，以助痧毒排泄。

肩周炎患者的疼痛症状是极为明显的，疼痛有时可以使患者辗转反侧，昼夜不眠。因此，有些有效的自我运动保健理疗更是受到人们的青睐。

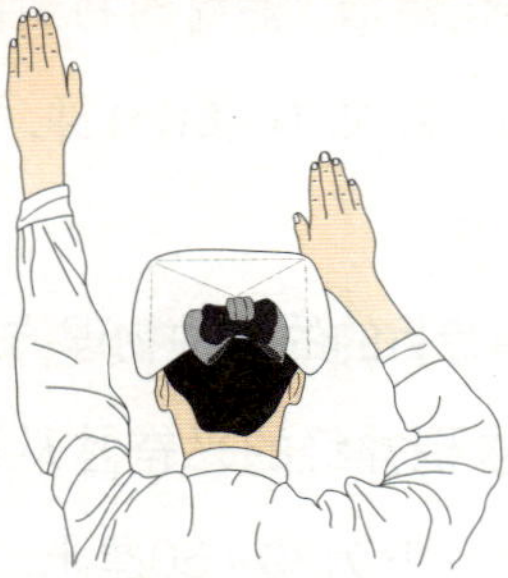
手指爬墙运动

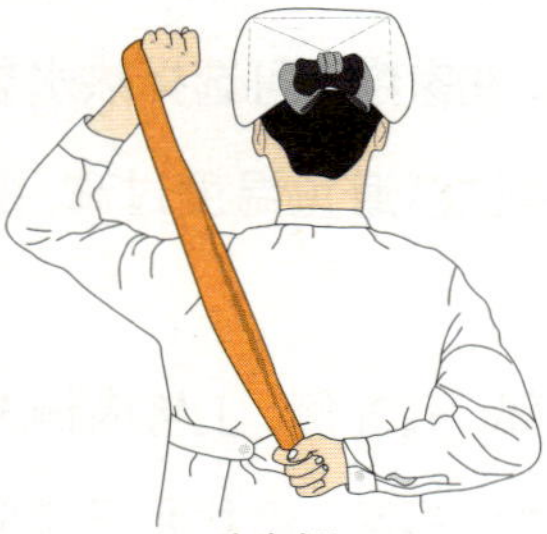
毛巾操

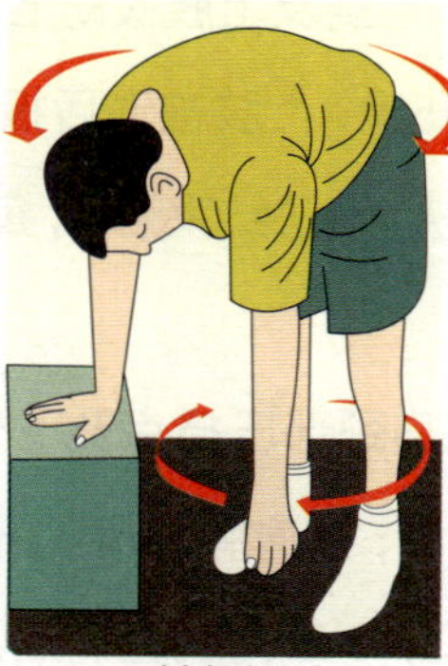
钟摆运动

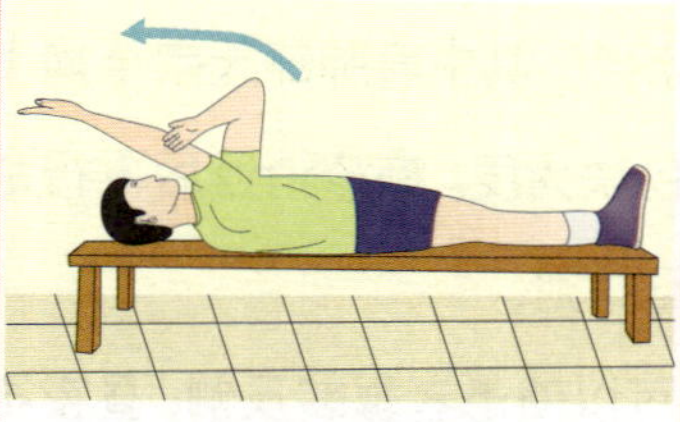
平卧上提仰卧

（1）考德曼式运动Codman’s Exercise俗称钟摆运动　其方法为使患者上半身前弯约90度，健侧靠着椅子等支持物，让患侧肩膀和手臂自然垂下如钟摆状。然后利用身体的前后摆动，自然带动患侧肩膀和手臂的运动，而可逐渐改善肩关节活动度受限等情形，摇摆五分钟。

（2）手指爬墙运动　利用手指靠墙慢慢往上爬，以增加肩关节活动度，分为前面及侧面进行，每天施行数次，并记录最高高度。停留5秒后放松，重复10次。

（3）肩部旋转运动俗称毛巾操　可拿棍子或毛巾，患肩在背下方握毛巾，好肩在上方把布巾向上拉至痛点，推或拉都可以，患肩与另一侧轮流在上下的位置停留5秒后放松，重复10次。

（4）平卧上提仰卧　利用好手带领痛手上提至拉紧，用轻微力度向下推，停留五秒后放松，重复十次。因肩周炎可持续一至两年的时间，所以必须要有耐心并持之以恒，配合医生及物理治疗师的指导，勤做运动，就能治愈肩周炎。经过多年的病例观察，以上做法对患者恢复健康有重要帮助，对肩周炎的治疗效果较好。

肩周炎的治疗应以保守治疗为主。采用自我运动为主，物理治疗为辅，如诊断及时，治疗得当，可使病程缩短，运动功能及早恢复。

腰椎间盘突出症突起，疼痛压垮顶梁柱

椎间盘突出症是发生在椎间盘退行性改变基础上的一种多发病、常见病，它主要因椎间盘劳损变性、纤维环破裂或髓核脱出等，刺激或压迫脊神经、脊髓等引起了一系列症状。好发于青壮年。

成年人椎间盘发生退行性改变，纤维环中的纤维变粗，变脆以致最后断裂，使椎间盘失去原有的弹性，不能担负原来承担的压力。在过度劳损，体位骤变，猛力动作或暴力撞击下，纤维环即可向外膨出，从而髓核也可经过破裂的纤维环的裂隙向外突出，这就是所谓的椎间盘突出。

治疗腰椎间盘突出方法，有如下几种：

(1) 患者急性期治疗时应注意　急性期卧硬板床休息，限制活动，下床时腰围保护制动腰部。①落实生活护理，包括床上吃饭、洗漱、大小便等，减少活动，便于恢复。②进食清淡、营养丰富、食用易消化、富含维生素的食物，如：蛋花、稀饭、面条、蔬菜、水果等；并以脐为中心顺时针方向按摩腹部，每日2～3次，每次10～20分钟，防止腹胀和便秘。少吃糖类食物。③深呼吸和有效咳嗽训练，防肺部并发症发生。方法：放松后闭嘴用鼻深吸气，然后用口慢慢尽量呼气，吸气时间约1/3，呼气时间约2/3。如此反复进行8～10次为1组，每日4～6组。以患者能耐受为度。

(2) 骨盆牵引　牵引以卧位间断为主。老年骨质疏松者慎用。保持牵引姿势正确，牵引效果有效。方法：取腰大肌位，抬高双下肢，使髋关节和膝关节分别屈曲60°，腰大肌放松，腰椎平坦，椎间盘压力降低，有利髓核还纳。牵引重量应以患者耐受程度为准，先自体重的80%起按病情和自觉症状递增至相当于体重或稍增减10%为宜，患者感觉疼痛减轻有舒服感。牵引每日1～2次，每次20～30分钟。牵引解除后平躺3～5分钟后起立，防止体位突变引起不适。完毕后腰围保护制动腰部。

(3) 推拿按摩治疗　根据病情采取点、推、揉、搓、搬等手法配合穴位按摩以使突出物还纳，粘连松解，神经根压迫解除，症状缓解。方法：先用推、揉、搓等手法放松肌肉，再做手法。早期使用斜扳手法，后期症状减轻后用压腰、挤腿动作。注意运用巧力，切忌动作粗暴。按摩每日1次，每次30～40分钟。完毕后腰围保护制动腰部。

（4）直流电和药物离子导入法　直流电疗法是使用低电压的平稳直流电作用于人体来治疗疾病的方法。直流电有正负极之分，有电解作用，通过人体时，能在人体组织中产生一系列的物理和化学变化，对组织代谢、末梢循环和神经系统均有一定作用。尤其是结合药物离子导入，可使药物成分进入组织间隙，达到舒筋活络、活血止痛的作用。

（5）低频电疗法　低频电的主要作用是通过电流刺激使运动神经和肌肉兴奋，恢复正常功能，还可刺激感觉神经末梢，促使感觉恢复。在治疗腰椎间盘突出症时，不仅可应用于腰部疼痛，更能针对神经根受压引起的下肢麻木、肌肉萎缩等症状进行恢复性治疗。低频电疗法具体有感应电疗法、间动电疗法、电兴奋疗法等，各具特点，临床可灵活使用。

（6）中频电疗法　中频电较低频电更易于通过皮肤到达组织的深部，具有镇痛、促进局部血液循环、兴奋骨骼肌和平滑肌等作用，其中音频电可通过电流刺激粘连组织，使之产生震动，得到松解和软化，对腰椎间盘突出症造成的根性粘连有一定疗效。

（7）高频电疗法　高频电无极性之分，对神经肌肉无兴奋作用，它主要靠热效应进行治疗。这种热作用比传导热或辐射热的作用深透、均匀，可使深部组织充血，改善循环，减低中枢和周围神经系统兴奋性，增强白细胞吞噬作用。高频电疗法包括短波、超短波和微波电疗法，对腰椎间盘突出症均有一定的镇痛、消炎作用。

（8）运动疗法　症状体征好转后约1～2周，进行腰背肌肉和腹部肌肉等长收缩锻炼，增强脊椎稳定性，维持脊椎正常生理曲线，巩固疗效，防止复发。训练量由小到大循序渐进进行。方法：从“五点”支撑、“四点支撑、“三点”支撑、“飞燕点水”

逐步进行。“五点”支撑即去枕仰卧位，患者用头、双肘、双足与肩宽支撑将身体抬高离开床面，形成拱桥式；“四点”即双手反叉至肩下、双足与肩宽支撑；“三点”即用头和双足支撑，双手抱于胸前；“飞燕点水”即俯卧位，以腹部支撑抬起上身，双上肢肘关节和下肢膝关节伸直抬高。以上如此抬高持续8~10秒，放平6~8秒，反复10~20次，每日训练1~2次。

通过休息、药物、骨盆牵引、推拿按摩、物理疗法等康复治疗措施和足够疗程，使脊柱制动，减少刺激，减轻神经根粘连、压迫、水肿，缓解症状。实施各项措施应因人施治、因人施护，密切观察病情变化和效果，及时调整治疗剂量和方式，更好地发挥各项治疗作用。

迎笑脸，皱眉头，面神经炎远离去

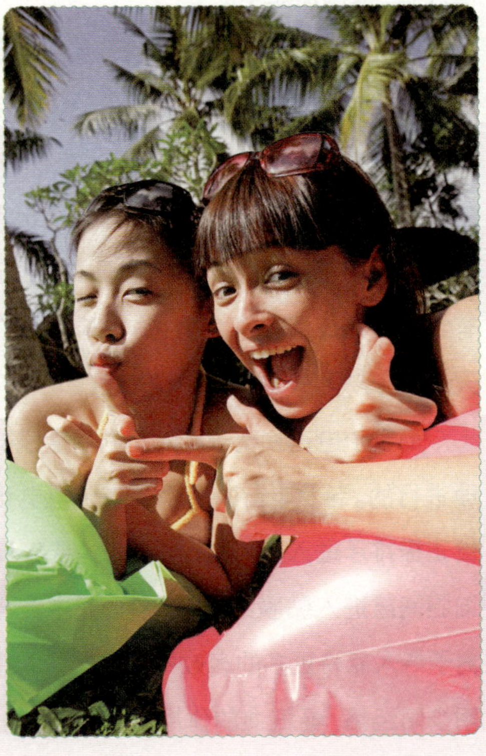

面神经炎即面神经麻痹，是以口角歪斜为主要症状的一种临床常见病，传统中医学认为由于正气不足，络脉空虚，卫表不固，风邪乘袭，面络受损，气血痹阻，经筋失养，以致肌肉纵缓不收而发病。现代医学认为面神经炎的最常见病因是茎乳突孔内急性非化脓性面神经发炎。面神经水肿为其早期主要的病理改变，同时可有茎乳突孔和面神经管内神经髓鞘或轴突变性。

目前病因尚未完全阐明，诱发因素可能系风寒、病毒感染和自主神经功能不稳等引起的局部神经营养血管痉挛，导致神经缺血水肿。由于面部表情改变给患者工作生活带来很大困扰，故缩短急性面神经炎治疗时间在临床上具有重要意义，以下治疗方法在此方面的作用得到肯定。

治疗方法有如下几种：

（1）面神经炎急性期采用针刺加超短波治疗有着显著的疗效，且治疗越早效果越好。其治疗为针刺双侧风池、合谷，患侧攒竹、太阳、迎香、地仓、颊车、牵正、阳白等诸多穴位。进针常规深度，捻转得气，补法，留针20~30分钟，每日1次。在取针后加用超短波，输出功率为50瓦，两块12厘米×120厘米电极患侧乳突及面部并置，微热量，每次15分钟，每日1次。治疗1~4个疗程。

其物理治疗微热量超短波可解除血管痉挛，改善病灶区血液循环，促进渗出物的吸收，提高酶的活性，增强代谢，促进神经再生，增强免疫功能，恢复神经传导，具有良好的抗感染、消除水肿的功效。针刺加超短波治疗面神经炎急性期可明显缩短疗程，提高治愈率。

（2）同时针灸也可以配合直流电中药离子导入。针灸治疗结束后，采用中药外搽八虎搽剂（主要成分：生川乌、生没药、细辛、草乌、红花、血竭、乳香等药物加60%酒精浸泡而成）。操作方法：先在患侧面部外搽八虎搽剂，然后把泡有八虎搽剂的8厘米×6厘米小方纱布接上电极板用绷带固定在患侧面部颊车穴处，并接上直流电阳极，直流电阴极接在第3~4颈椎正中线上，再调治疗仪电流量，以患者面部有细碎针刺感而又不痛为宜，电流一般在1~3毫安，每次治疗20分钟，每日1次，15天为1个疗程，连续治疗2个疗程。

而直流电药物离子导入是利用直流电的电场作用，以及电学上“同性相斥”的原理进行的。带负电荷的药物被直流电电场的负极排斥进入人体，带正电荷的药物则被正极排斥进入人体。药物离子主要经皮肤汗腺管口、毛孔进入皮下或经黏膜上皮细胞间隙进入黏膜组织。自制外用中药八虎搽剂具有祛风通络、活血止痛的作用，离子导入能将更多的有效中药离子导入患者瘫痪面肌较深部位，起到开腠理，通阳明少阳经络，畅气血的作用，同时微弱的直流电流使患者面部有细碎的针刺感刺激面神经末梢，使面神经和周围组织毛细血管扩张，促进微循环，消除水肿，改善面神经营养。导入的药物在局部表浅组织浓度较高，作用持续时间长，疗效持久，兼有反射治疗作用及直流电和药物的综合作用，能有效快速恢复面神经功能。

（3）激光穴位照射选穴患侧太阳、阳白、地仓、迎香、翳风、合谷，承浆、人中穴，采用SUNDOM2300IB型半导体激光治疗仪，点式探头，时间3分钟，功率200～300兆瓦，连续波，以患者感觉轻微热感或针刺感为宜，分别对以上诸穴进行照射。

（4）偏正光治疗，每次30分钟，G、B、C探头各行10分钟，灯距30～40厘米，每日1次，10次为1个疗程，疗程间休息3～4天。偏正光照射能激发人体的基本粒子谐振，在面部产生热效应和生化反应，可调节人体生物电场，消炎消肿，兴奋面神经，改善局部营养代谢，增加血液循环，加速恢复面部表情肌运动功能。

通过以上有效地治疗，可以还患者一个美丽的笑容，让患者在生活、工作中能够更好的面对你、我、他。

激光穴位照射

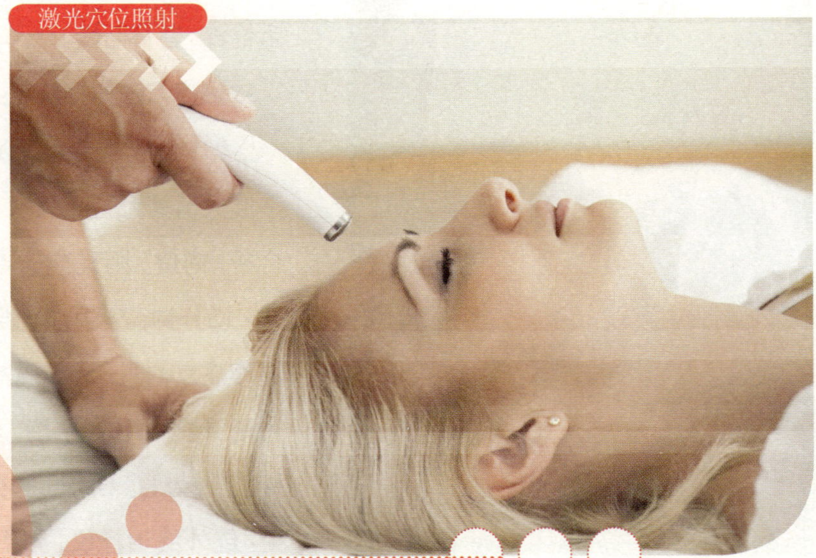

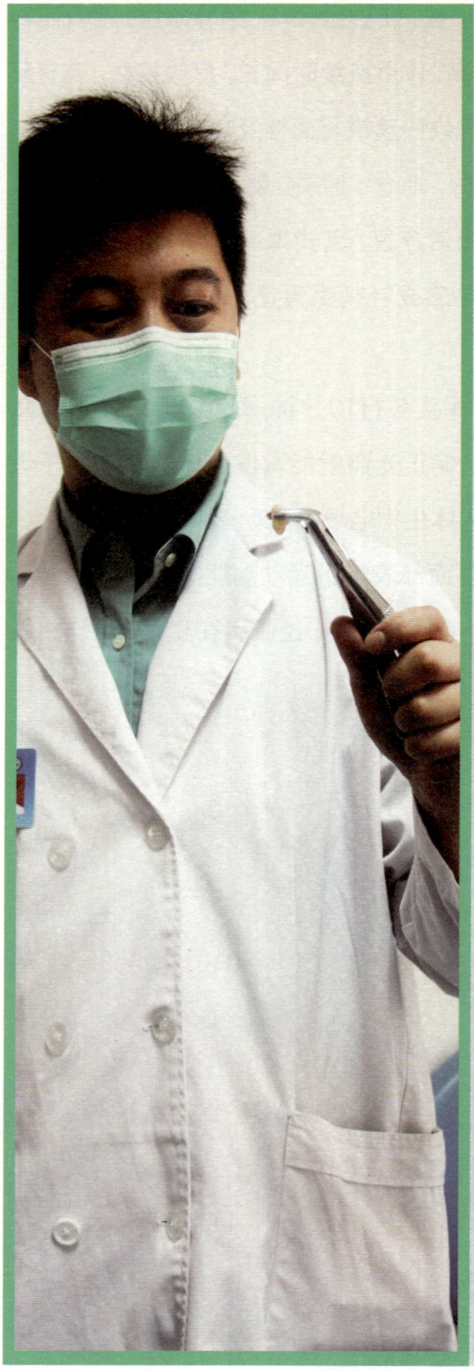

牙疼不是病，疼起来真要命

颞下颌关节紊乱综合征是口腔科最常见疾病之一，实际上已确认为继龋病、牙周炎和错牙合畸形之后的第4位口腔常见病，表现为疼痛及张口困难，给患者带来极大痛苦。遇冷、热、酸、甜等刺激时牙痛发作或加重。

急性牙痛，症状牙痛剧烈，齿龈红肿。风火牙痛，则见发热恶寒，口渴咽干，牙痛遇冷稍减，受热增剧，脉浮数，舌红，苔白而乏津；胃火牙痛，牙痛更甚，齿龈可渗血溢脓，腮边红肿，焮热而痛，口渴而臭，便秘尿黄，脉洪数，舌红绛，苔黄而燥。

治疗方法如下几种：

（1）针刺配合红外线照射治疗颞下颌关节紊乱症。取穴：下关，颊车，合谷，内庭，阿是穴，平补平泻，留针10~15分钟，7天为1疗程。逐一按压面部疼痛点，按压后疼痛减轻，做记号，用毫针施以平补平泻，留针10~15分钟，7天为1疗程。同时配合红外线照射：红外线治疗仪，频率50赫兹，220

伏，功率50瓦。每日照射患侧30分钟，不计疗程。针刺穴位调经理气，加之红外线对深层组织的濡养，两者相辅相成，故疗效较好。

（2）采用超短波治疗，输出功率为50瓦，两块12厘米×120厘米电极患侧乳突及面并置，微热量，每次15分钟，每日1次。治疗1～4个疗程。微热量超短波可解除血管痉挛，改善病灶区血液循环，促进渗出物的吸收，提高酶的活性，增强代谢，促进神经再生，增强免疫功能，恢复神经传导，具有良好的抗感染、消除水肿的功效。

（3）采用紫外线照射（体腔式或一般紫外线体腔照射接管）时，将口唇用手拉开暴露肿胀的牙龈部，然后用水冷式紫外线灯或普通紫外线灯照射患部，每日照射一次，（2～3生物量），加2个生物量，至7～10个生物量，3～4次，有消炎镇痛作用，配合药物或超短波等治疗可提高疗效。

（4）He-Ne激光疗法：光导纤维激光直接对准病变部位4毫瓦，每次5～6分钟，病区大可分区照射，每日或隔日一次，炎症控制后可改用直流电Ⅰ～导入法治疗。

紫外线照射

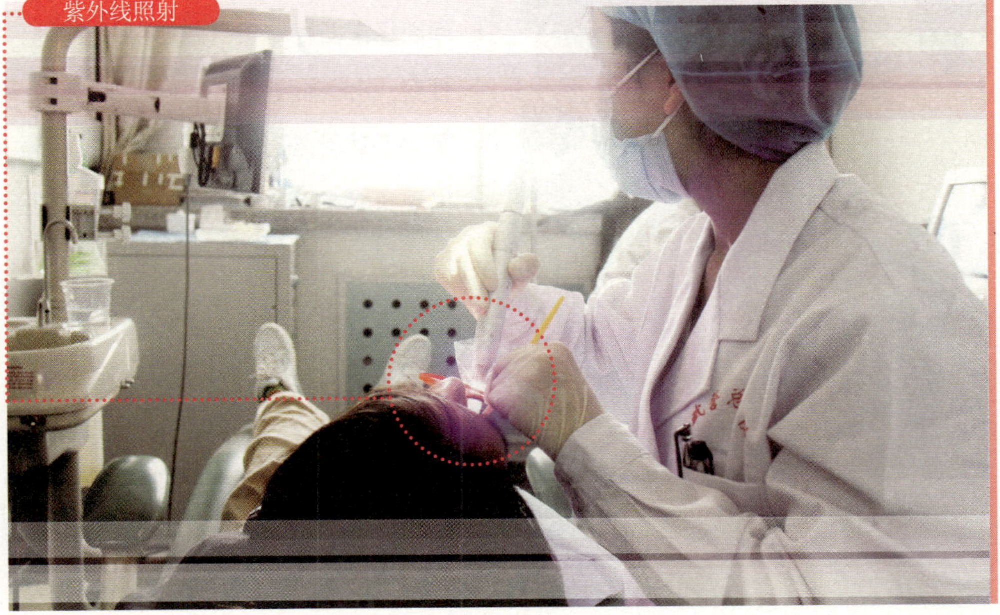

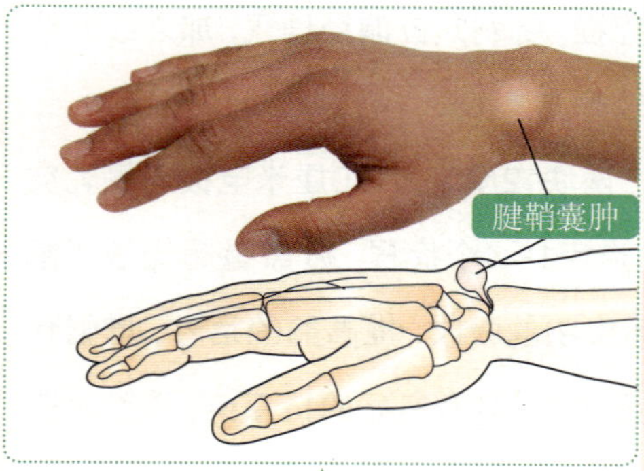

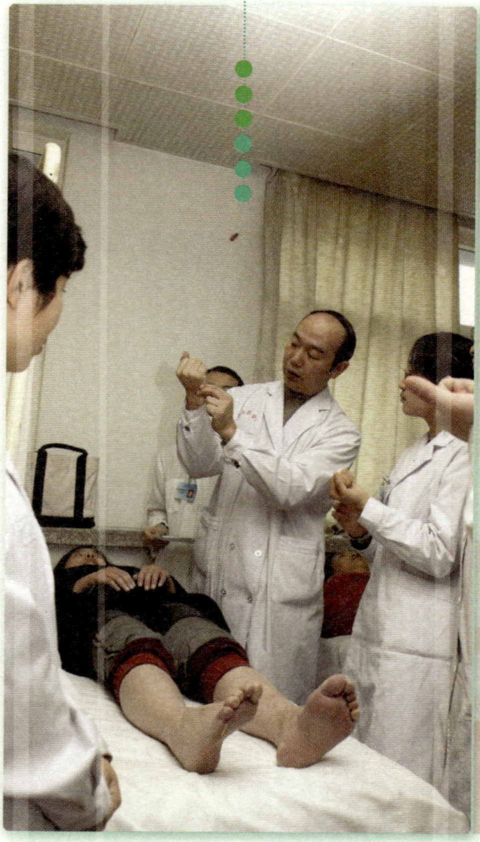

腱鞘疼痛苦难言，理疗帮你想办法

腱鞘是套在肌腱外面的双层套管样密闭的滑膜管，是保护肌腱的滑液鞘。它分两层包绕着肌腱，两层之间一空腔即滑液腔，内有腱鞘滑液。内层与肌腱紧密相贴，外层衬于腱纤维鞘里面，共同与骨面结合，具有固定、保护和润滑肌腱，使其免受摩擦或压迫的作用。腱鞘具有维持手指的正常屈伸和肌腱滑动的功能。当手部固定在一定位置作重复、过度活动时，肌腱和腱鞘之间因经常发生摩擦，以致水肿、纤维性变，引起内腔狭窄。由于肌腱在腱鞘内活动时，通过的径道狭窄，从而出现疼痛和运动障碍，这就是腱鞘炎，又有狭窄性腱鞘炎之称。

腱鞘炎治疗目的是减轻疼痛和减轻炎症，恢复肢体功能，方式包括休息，制动，於患处作热敷和物理治疗。

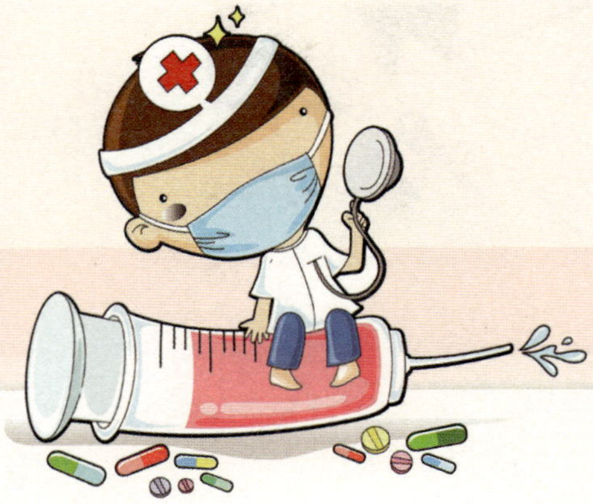

其治疗方法有如下几种：

（1）采用微热量的高频电疗法。高频电无极性之分，对神经肌肉无兴奋作用，它主要靠热效应进行治疗。这种热作用比传导热或辐射热的作用深透、均匀，可使深部组织充血，改善循环，减低中枢和周围神经系统兴奋性，增强白细胞吞噬作用。高频电疗法包括短波、超短波和微波电疗法，对腱鞘炎有一定的镇痛、消炎作用。其治疗为15～20分钟1次，每日1～2次，连续3～5天。

（2）He～Ne激光疗法：光导纤维激光直接对准病变部位，4兆瓦，每次5～6分钟，病区大可分区照射，每日或隔日一次。

（3）红外线照射：红外线治疗仪，频率50赫兹，220伏，功率50W。每日照射患侧30分钟，不计疗程。

（4）偏振光治疗每次30分钟，灯距30～40厘米，每日1次，10次为1个疗程，疗程间休息3～4天。偏振光照射能激发人体的基本粒子谐振，在腱鞘部位产生热效应和生化反应，可调节人体生物电场，消炎消肿，兴奋神经，改善局部营养代谢，增加血液循环，加速恢复肌运动功能。

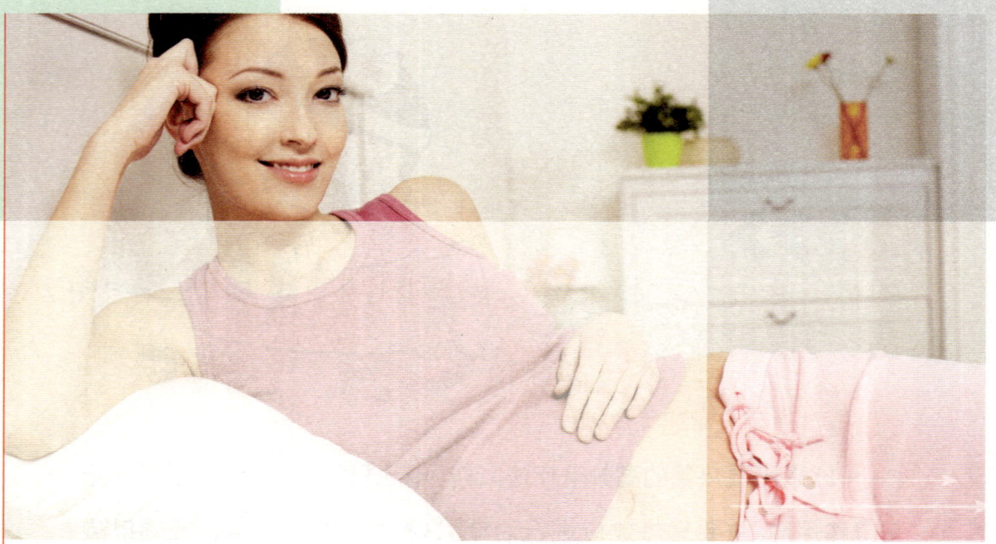

妇女盆腔炎症多，小心预防与治疗

盆腔炎是指女性盆腔生殖器官、子宫周围的结缔组织及盆腔腹膜的炎症。慢性盆腔炎往往是急性期治疗不彻底迁延而来，因其发病时间长，病情较顽固，外阴部的细菌可以逆行感染，通过子宫、输卵管而到达盆腔。但在现实生活中，并不是所有的妇女都会患上盆腔炎，发病只是少数。这是因为女性生殖系统有自然的防御功能，在正常情况下，能抵御细菌的入侵，只有当机体的抵抗力下降，或由于其他原因使女性的自然防御功能遭到破坏时，才会导致盆腔炎的发生。常见急性子宫内膜炎、子宫肌炎、输卵管炎、输卵管积脓、输卵管卵巢脓肿、盆腔结缔组织炎、盆腔腹膜炎，严重者可引起败血症及脓毒血症。如不及时控制，可出现感染性休克甚至死亡。中医学称本病为“妇人腹痛”“热人血室”“产后发热”“带下病”“癥瘕”等。

临床上以小腹或少腹疼痛拒按或坠胀，引及腰骶，或伴发热，白带增多等为主要表现。

（1）治疗盆腔炎的物理疗法可采用高频电疗法。它主要是针对治疗急、慢性盆腔炎而采用的一种治疗方法。它是通过改善组织的营养状态，利用热疗产生的物理效应，加速盆腔局部血液循环，改善组织营养状态，提高新陈代谢，提高局部免疫功能和局部组织的药物浓度，使炎症吸收和消退。促进受损组织修复，加速新细胞的再生。

高频电疗法将电极之间的人体组织及病变组织全部包容于治疗场内加热（内生热）通过其热和高频电磁场效应，达到增强血液循环，改善局部代谢，降低肌肉及结缔组织张力的效果，止痛消炎。并加强白细胞吞噬作用，调节免疫功能，增强抗病能力。从而达到治疗机体的组织亚急性，慢性炎症的目的。

（2）同时也可采用直流电中药离子导入，将泡有药物的小方纱布接上电极板固定在子宫与附件中点处，并接上直流电阳极，调治疗仪电流量，以患者感觉有细碎针刺感而又不痛为宜，电流一般在1~3毫安，每次治疗20分钟，每日1次，15天为1个疗程，连续治疗2个疗程。

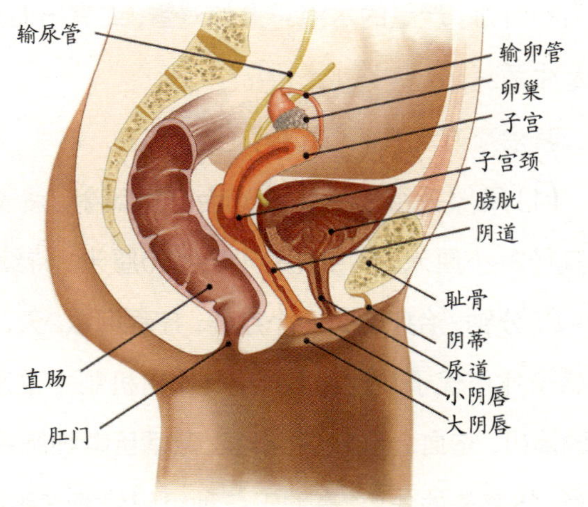

红色腰带缠于身，疱疹疼痛苦难熬

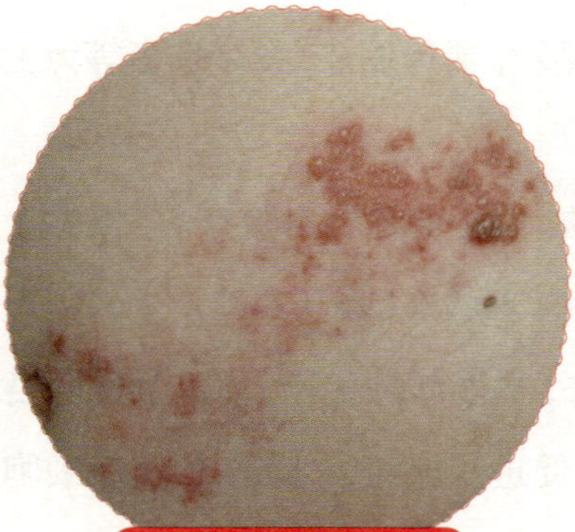
红色腰带带状疱疹

带状疱疹是由水痘一带状疱疹病毒引起的急性神经皮肤感染，原发感染为水痘，继发感染为带状疱疹。水痘一带状疱疹病毒侵袭机体后经血行播散，部分为隐性感染，感染后病毒沿皮肤一神经进入脊髓神经后根神经节潜伏，当宿主免疫功能降低时病毒活化，按神经节段性分布，形成带状疱疹。

其发病特征为：患处有水疱约绿豆大小，疱膜紧张发亮，中心凹陷呈脐窝状，个个独立，成簇若串珠，呈带状分布，基底部发红，疱群间皮肤正常，伴有刺痛或火辣辣的灼痛。多发于腰腹部，形似一条火红色的龙缠绕于腰间，故俗称“串腰龙”，医则称之为缠腰火丹。临床还可见发于头、颈、胸背及大腿内侧等部位。发疹前常有低热，疲倦，失眠，食欲不振等轻重不一的前驱症状，局部皮肤有灼热和刺痛的感觉，1~2天后出现皮疹。有时刺痛和皮疹同时发生，若处理不当，局部则疼痛不已，发生在面部的病情较重，疼痛剧烈，甚至影响视力和听力。严重的水疱可大如鸡蛋，或有出血点，血痕，坏死，常常影响正常的工作及生活。

其治疗方法有如下几种：

(1) 局部采用半导体激光治疗机照射，波长810纳米，输出功率500兆瓦，光斑直径3~5厘米，照射距离1.0~2.0厘米，持续式垂直照射病灶区每日1次，每次10~20分钟，治疗6天为1个疗程，疗程间歇2天，痊愈停止治疗。半导体激光抗炎、抗感染作用优于其他弱激光，其作用机制主要通过降低血管壁的通透性，减轻炎症的渗出、充血、水肿，并且通过激活巨噬细胞系统的功能，提高局部免疫力，起到抗炎、抗感染的作用，有助于各种组织修复细胞的代谢和成熟，促进胶原纤维产生沉积和交联。

（2）红光治疗仪。红光治疗仪的技术指标：Ⅰ光谱结构：可见光600~700纳米（红光）占90%以上，红外光700~4000纳米，占10%以下。Ⅱ输出功率：≥4瓦。Ⅲ光斑直径：距窗口3厘米处，>30纳米，可采用光纤<10纳米。Ⅳ整机功耗：<200瓦。Ⅴ输入电源：（220±10）伏，50赫兹。红光照射局部皮肤，每日1次，每次10~15分钟，10天为一疗程。它主要输出的是红光波段。其生物作用主要是光化学作用，而不是热作用。在红光照射以后，可以使线粒体的过氧化氢酶活性增加。同时它能增加白细胞的吞噬作用，提高机体免疫功能。

（3）超短波疗法：增强血液循环，改善局部代谢，降低肌肉及结缔组织张力，达到止痛消炎的目的。温热量，每次20分钟，每日1~2次，15~20次为1个疗程。

（4）激光疗法：光导纤维激光直接对准病变部位，每次5~6分钟，病区大可分区照射，每日或隔日一次。

急性软组织损伤莫急，理疗帮您想办法

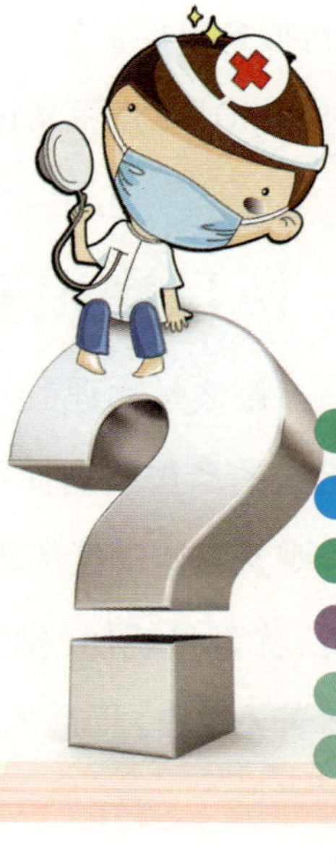

软组织挫伤与关节扭伤、挫伤和扭伤均属闭合性损伤，这时皮肤的完整性未受到破坏而内部组织受到损伤。当机体受到硬物撞击或挤压，以及钝器伤后所产生的皮下及肌肉、筋膜以致内脏及其小血管、淋巴管等组织损伤称为挫伤。扭伤是关节过度伸展或屈曲，使关节囊，韧带，肌肉，筋膜造成部分纤维断裂。一般发生在关节一侧，组织撕裂处有出血，血肿，局部有反应性肿胀，关节内亦可积液，积血。

急性软组织损伤理疗目的在于止血，消肿，镇痛。

受伤后，受伤部位必须制动，抬高患肢。24小时以内可采用以下理疗法。

(1)局部冷疗法　受伤后可立即进行冷敷，冷水浸泡，冰水袋贴敷或用氯乙烷等喷洒冷疗，以达到止血、减少渗出、镇痛目的。冷疗后再包扎固定。

(2)超声波(脉冲式)0.3~0.5瓦/厘米^{2}局部慢移法，每次6~15分钟(视病区大小而定)每日1次，可以达到消肿止痛作用。

受伤24小时后出血停止，则可采用以下理疗法。

(3)短波电缆加超声波疗法(脉冲式或连续式)0.5~1.5瓦/平方厘米每日1次，有促进消除血肿，防止机化粘连作用。

(4)温热疗法红外线，蜡疗，泥疗，每次20~30分钟，每日1次。

(5)间动电(密波，疏密波，间升波)每次8~12分钟，每日1次。

(6)超短波患区局部对置法，微热量，每次10~15分钟，每日1次。

(7)微波 辐射器按病区范围选定　距离7~10厘米，30~50瓦，每次10~15分钟，每日1次。并可与超声波结合应用。

(8)干扰电流疗法 4个50平方厘米(或100平方厘米)电极　固定法差频50~100赫兹；0~100赫兹，感觉阈，每次5及10分钟，每日1次。

(9)磁疗　旋磁疗法或交变磁场　局部病区，500高斯~900高斯，每次15~20分钟，每日1~2次。

(10)氦氖激光10毫伏~30毫伏散集照射病区，每次10~15分钟，每日1~2次。

伤口瘢痕莫要急，美丽就在你身边

瘢痕是物理、生物、化学等因素的损害作用于人体皮肤软组织，导致皮肤软组织的严重损伤而不能完全自行正常修复，由纤维组织替代修复留下的即影响外观又影响功能的局部症状。“瘢痕”给患者带来的是巨大的肉体痛苦和精神痛苦。尤其是烧伤、烫伤、严重外伤后遗留的疤痕。瘢痕增生期的几年时间几乎让患者苦不堪言。而后的萎缩期又使患者面目全非，功能障碍，给患者造成极大的身心痛苦。

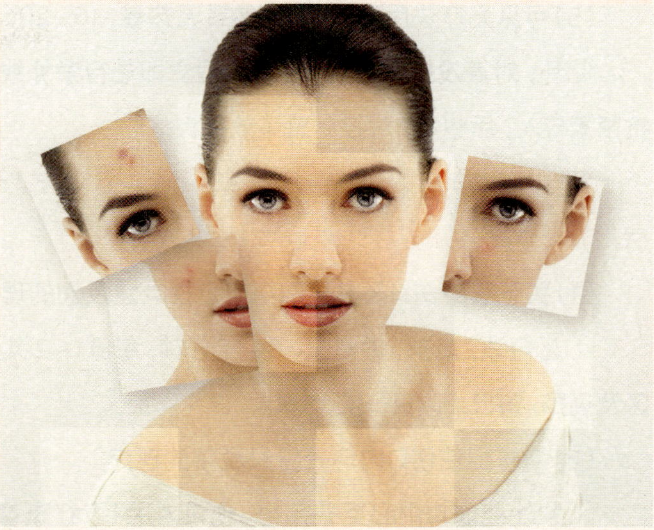

瘢痕疙瘩，瘢痕过度增生是创伤、外伤的一种重要的并发症。造成瘢痕的原因有很多，比如：烧烫伤、外伤、创伤、痤疮（青春痘）、打耳孔、打预防针，都可以形成不同程度的瘢痕增生及瘢痕疙瘩。它的预防措施主要在于瘢痕形成前，形成间、尚未成熟阶段。主要目的是尽量去除各种造成瘢痕增生的因素，减少瘢痕的生长，预防瘢痕对机体造成的各种畸形和功能障碍。

治疗伤口时主要是预防和控制感染，刺激再生过程，防治疤痕及功能障碍。患者应用各种治疗措施时，必须根据发病阶段，病理特点辩证地合理采用一种或几种理疗方法，并同时结合必要的外科处理以达控制感染，促进再生，加速愈合的目的。

手术及扩创缝合后的伤口理疗。目的是预防感染，消炎，消肿，促进组织修复，加速愈合。

（1）超短波用于患部，无热量或微热量，8~10分钟，每日1~2次。估计有感染可能者，术后即可进行。注意须用小剂量。

（2）紫外线①患部1级红斑量照射。如有感染用1~2级红斑量。②神经根脊髓节段反射区，用2~3级红斑量，每日或隔日一次，加强消炎、止痛作用。

（3）磁场疗法旋磁法，患区，100~200吨，10~20分钟，每日1次。

（4）微波病区，辐射器按病灶大小选定，距离7~10厘米，10~25瓦热或微热量，每次5~10分钟，每日1次。

(5)可见光疗法用于局部，微热或温热量，10~20分钟，每日1次。

此外，对表浅擦伤患者，经清创后立即进行紫外线2级红斑量照射或用直流电抗菌素导入，后包扎，对控制感染效果良好。

针对外伤或手术后感染伤口，必须根据感染伤口不同发病阶段的主要病理特点，合理采用有效的理疗方法。

(1)关于感染伤口及其周围组织急性炎症浸润的理疗。

①超短波，患部，微热量，8~12分钟，每日1~2次。②紫外线3~5MED照射病区及周围，每日或隔日一次，3次。

(2)对于促使伤口内坏死组织脱落的理疗。

①紫外线伤口中心重叠照射，伤口内用4级红斑量，周围健康组织用2级红斑量，隔日1次，2~4次，促进坏死组织溶解脱落。②超短波温热量，15~20分钟，每日1次，可促进坏死组织或焦痂脱落。

(3)关于有效控制伤口内化脓性感染的理疗。

紫外线强红斑量或超强红斑量，照射创面，每日或隔日1次，治疗表浅伤口感染有效。

(4)关于加速肉芽组织生长的理疗。

①可见光疗法温热量，伤口及周围，每次20~30分钟，每日1~2次。②可见光疗法加直流电维生素C(1%~2%)伤口内导入，每次20~30分钟，每日1次。③可见光疗法加创口四周及创面低频脉冲电针刺激疗法，每日1次，每次15~20分钟。以上疗法必须在伤口内感染基本控制后采用，才能见效。④超短波　温热量15~20分钟，对大量组织缺损和较深的伤口有效，但连续应用一般不宜超过15次，否则可使肉芽组织发生老化、脱水、坚硬，影响上皮覆盖和伤口愈合。

(5)关于伤口肉芽组织过长和加速上皮生长的理疗。

①直流电锌离子置入(5%硫酸锌)肉芽面，每次20分钟，每日1次。一般1~2次即见效。②紫外线4级红斑量，照射肉芽面，每日1次，1~2次。

肉芽组织即将健康地长满伤口后，即可采用可见光加直流电维生素C导入伤口，或采用可见光加创面低频电针刺激，每日1次。或用低功率氦–氖激光照射创面，每日1次，伤口将迅速愈合，达松伐等亦可采用。

（6）关于软化疤痕，促进粘连分解，恢复功能的理疗。

①用温热疗法、泥疗法或石蜡疗法，患部，每次20～30分钟，每日1次，一般拆线后或伤口愈合后即可开始。②红外线或可见光疗法用于病区，15～20分钟，每日1次。适用于拆线前后和创口愈合后早期。③超声波疗法（脉冲式或连续式）慢移法，0.5～1.2瓦/平方厘米6～10分钟，每日1次。④直流电碘离子导入法患部，10%碘化钾，0.05～0.1毫安/平方厘米，每次20～30分钟，每日1次。⑤磁场疗法，旋磁法或交电磁场局部，200～300吨，每次15～20分钟。⑥医疗体育和按摩结合温热疗法，温热水浸浴，旋涡浴以及以上理疗对软化吸收疤痕粘连，恢复功能奏效显著。

鼻塞流涕要当心，鼻炎隐在身

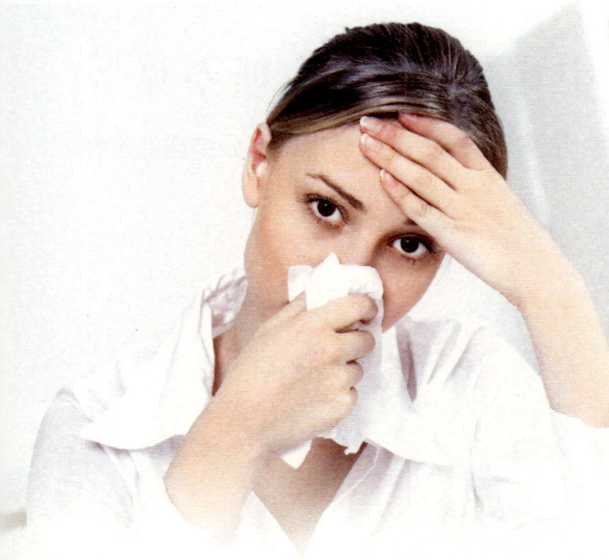

鼻炎指的是鼻腔黏膜和黏膜下组织的炎症。表现为充血或者水肿，患者经常会出现鼻塞，流清水涕，鼻痒，喉部不适，咳嗽等症状。鼻腔分泌的稀薄液体样物质称为鼻涕或者鼻腔分泌物，其作用是帮助清除灰尘、细菌以保持肺部的健康。通常情况下，混合细菌和灰尘的鼻涕后吸至咽喉并最终进入胃内，因其分泌量很少，一般不会引起人们的注意。当鼻内出现炎症时，鼻腔内可以分泌大量的鼻涕，并可以因感染而变成黄色，流经咽喉时可以引起咳嗽，鼻涕量多时还可以经前鼻孔流出。

鼻炎的治疗方法有很多，可以使用激光，微波或者等离子射频治疗而达到满意的效果，由于减低鼻腔内神经的敏感性从而对治疗打喷嚏和流清涕有一定的好处。

（1）激光疗法已成为现今医疗的一个重要的治疗手段，可以有效地避免药物可能引起的不良反应。光导纤维激光直接对准病变部位，每次5~6分钟，病区大可分区照射，每日或隔日一次。

（2）超短波治疗患区，微热量，每次10~15分钟，每日1次。消炎，消除黏膜水肿，控制继发感染。

（3）氦–氖激光照迎香、合谷穴。每次3~5分钟，每日1次，10天一个疗程。

（4）紫外线（体腔紫外线灯）3~5MED照射病区及周围，每日或隔日一次，3次。改善局部血循环，促进消炎消肿。

（5）毫米波治疗仪置于患处，每次20~30分钟，每日1次，10天一个疗程。

耳内闷胀听力减，“中耳”逆“炎”听不见

中耳炎，累及中耳（包括咽鼓管鼓室、鼓窦及乳突气房）全部或部分结构的炎性

耳的构成

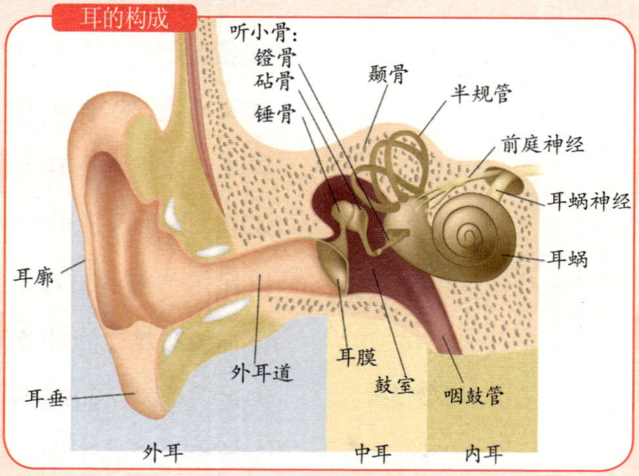

病变。绝大多数为非特异性炎症，是一种常见病。中耳炎常发生于8岁以下儿童，其他年龄段的人群也有发生，它经常是普通感冒或咽喉感染等上呼吸道感染所引发的疼痛并发症。以耳内闷胀感或堵塞感、听力减退及耳鸣为最常见症状。

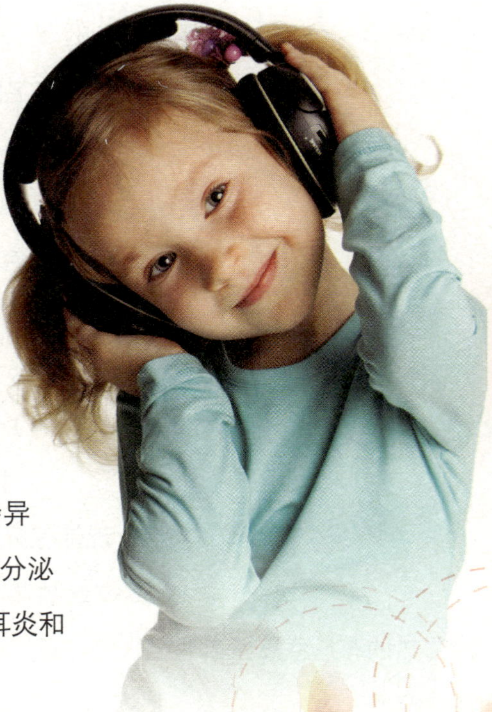

中耳炎可分为非化脓性及化脓性两大类。非化脓性包括分泌性中耳炎、气压损伤性中耳炎；化脓性有急性和慢性之分。特异性炎症太少见，如结核性中耳炎等。常见有分泌性中耳炎、急性化脓性中耳炎、胆脂瘤型中耳炎和气压损伤性中耳炎。

（1）超短波患区，每次15分钟，每天1次，10次一个疗程。控制感染，消炎，消肿，抑菌，止痛，或促化脓局限破溃。

（2）氦–氖激光大盘照于患区耳朵，每次3～5分钟，每日1次，10天一个疗程。控制炎症发展，消炎，促进渗出物吸收，防继发化脓感染。

（3）紫外线（体腔紫外线灯）3～5MED照射病区及周围，每日或隔日一次，三次为一疗程。改善局部血循环，促进炎症消散。

偷了人家“针眼”，亏了心红了眼

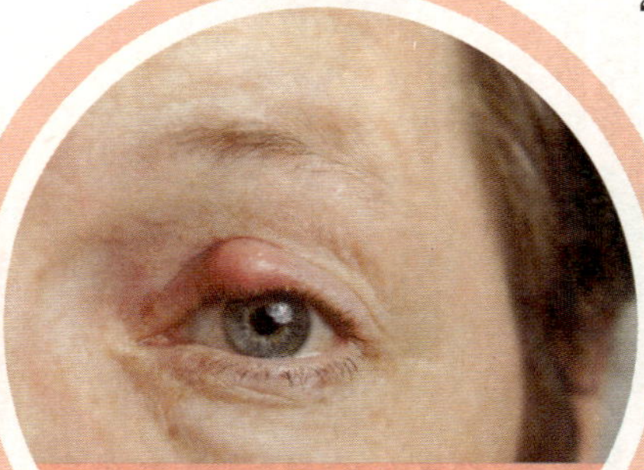

麦粒肿

麦粒肿又名睑腺炎，传统医学称其为土疳或土疡，俗称“针眼”，是一种普通的眼病，人人可以罹患，多发于青年人。此病顽固，容易复发，严重时可遗留眼睑疤痕。麦粒肿是皮脂腺和睑板腺发生急性化脓性感染的一种病症，分为外麦粒肿和内麦粒肿，切记不可自行挤脓，以免引起眼眶蜂织炎等并发症。

主要临床表现为：眼睫毛底部周围的眼睑出现带有黄头的脓，脓头周围的眼睑皮肤肿胀、发炎，有疼痛或触痛。麦粒肿通常数天即可痊愈。平时，每小时用温热的布压住感染部位20分钟，可以改善患者的疼痛症状，也可以促进排脓、加快治疗。

治疗麦粒肿方法，有如下几种：

（1）穴位贴敷疗法：鲜蒲公英20克捣碎，直接外敷于患部（注意不要使药物进入眼中）。2次/天，30分钟/次，5天一疗程。蒲公英具有祛风解毒、清热散瘀的功效，用蒲公英直接敷患处，可宣通行表，消肿散淤，使患部增加血液循环，促进局部炎症渗出尽快吸收而散瘀消肿。

（2）火针治疗主穴：用阿是穴（病灶区）。令患者正坐，医者左手固定患者之眼睑，右手取小号火针或4~7号注射针头，在酒精灯上烧红，对准麦粒肿的粒状体微隆起部的正中，或麦粒肿的脓点正中，直刺2~3毫米深，速进速出。一般针后脓血即流出，患者顿感疼痛减轻。然后，轻轻挤压麦粒肿，用干消毒棉球擦去脓血，外敷金霉素眼膏。

（3）穴位激光照射主穴：睛明、承泣。仅取患侧穴。以氦-氖激光治疗仪照射，输出功率2毫瓦，波长6328埃，距离10厘米，每穴每次照射5分钟，每日1次，3～4次为一疗程。

（4）常规消毒耳轮外皮肤，捏紧耳轮与耳屏，用三棱针迅速刺破双侧耳尖，用手在其周围挤压，并用酒精棉球擦去血，约3～4滴。每日1次。3次为1个疗程。耳尖放血，实乃泻法，具有开导疏泻足太阳经之功，太阳经气疏通，气血得行，肿胀自消。用此法治疗麦粒肿，能取得满意的疗效。

（5）超短波于患区，每次15分钟，每天1次，10次一个疗程。控制感染，消炎，消肿，抑菌，止痛，或促化脓局限破溃。

伤筋动骨一百天，理疗帮你解难题

骨折是指由外伤或病理等原因致使骨质部分或完全断裂的一种疾病。其主要临床表现为：骨折部有局限性疼痛和压痛，局部肿胀和出现淤斑，肢体功能部分或完全丧失，完全性骨折尚可出现肢体畸形及异常活动。

临床上患者全身症状表现为：

（1）发热症状：骨折处有大量内出血，血肿吸收时，体温略有升高，但一般不超过38℃。开放性骨折体温升高时，应考虑感染的可能。

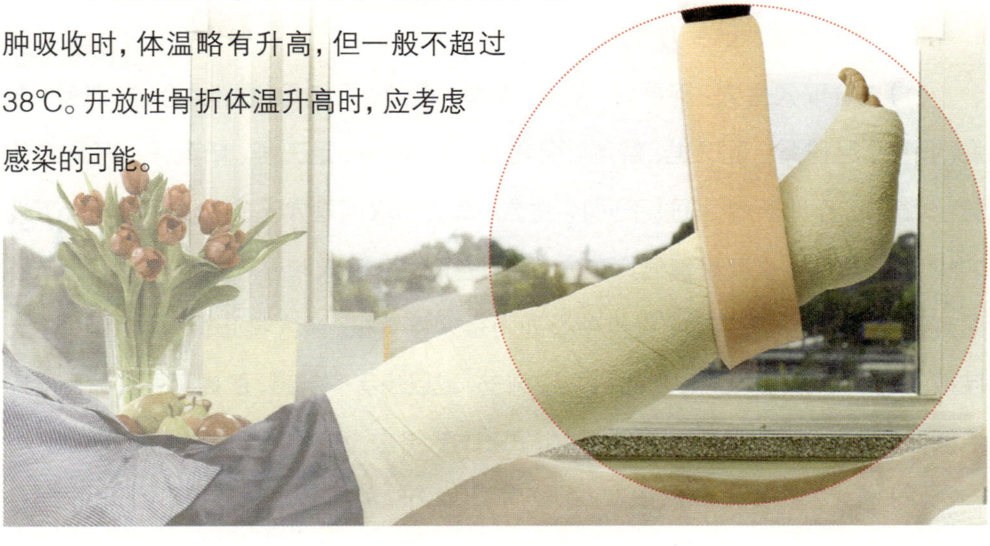

（2）产生休克症状：见于多发性骨折、骨盆骨折、股骨骨折、脊柱骨折及严重的开放性骨折。患者常因广泛的软组织损伤、大量出血、剧烈疼痛或并发内脏损伤等引起休克。

其局部症状：

（1）异常活动症状：正常情况下肢体不能活动的部位，骨折后出现不正常的活动。

（2）畸形症状：骨折段移位可使患肢外形发生改变，主要表现为缩短。

（3）骨擦音或骨擦感症状：骨折后，两骨折端相互摩擦时，可产生骨摈音或骨擦感。

中医学对骨折早有认识，如甲骨文已有“疾骨”、“疾胫”等病名。但关于针灸治疗骨折，在古医籍中未见记载。现代有关临床报道，首见于20世纪60年代。自70年代末80年代初起，针灸已较广泛地应用于骨折及其相关病症的治疗，诸如矫治骨折后的外翻畸形、骨折手术时的针刺麻醉以及治疗脊髓损伤所至的截瘫等。实践证明，针灸不仅可以治疗四肢长骨骨干骨折，对股骨颈骨折等也有较好的效果。穴位刺激方法上，除传统针灸外，尚有电针、拔罐以及激光穴位照射等。

治疗骨折具体的治疗方法如下：

（1）电针取穴主穴：阿是穴。肱骨：肩髃、曲池；尺桡骨：曲池、合谷；股骨：血海、髀关；胫腓骨：足三里、解溪。配穴：内关、合谷、足三里、阳陵泉。阿是穴位置：骨折中心，即断端之间（下同）。主穴，每次均取阿是穴及交替选用骨折上下端穴位之一，配穴，交替用健侧之二穴（每次各取一上肢穴和一下肢穴）。得气后，接通直流电针仪。局部穴位；骨折中心即阿是穴接负极，余穴接正极；全身配穴：上肢接正极，下肢接负极。电流量20～40微安，或以患者有针感，肌肉明显收缩为度，连续波，频率2～3次/秒。每次30分钟，每日1次，6次为一疗程。疗程间隔1日。

（2）激光穴位照射取穴主穴。颈椎骨折：大椎，胸椎骨折用神道、至阳；腰椎骨折用肾俞；骶椎骨折用长强。配穴：阿是穴。以主穴为主，按症情而选，酌加阿是穴。以低功率氦–氖激光仪，每穴照射10分钟，每次共照射20～30分钟，每日1次，10次为一疗程，疗程间歇1天。

（3）超短波于患区，微热量，每次10～15分钟，每日1次。消炎，消除黏膜水肿，控制继发感染。

（4）红外线偏正光治疗仪置于患区肿胀部位，温热，每次15～20分钟，每日1次。消炎，止痛，促进伤口愈合。

（5）短波电缆加超声波疗法（脉冲式或连续式）0.5～1.5瓦/厘米^{2}每日1次，有促进消除血肿，防止机化粘连作用。

同时，骨折期间注意饮食疗法：

（1）忌盲目补充钙质。钙是构成骨骼的重要原料，有人以为骨折以后多补充钙质能加速断骨的愈合。但科学研究发现，增加钙的摄入量并不加速断骨的愈合，对于长期卧床的骨折患者，还有引起血钙增高的潜在危险，同时还伴有血磷降低。这是由于长期卧床，抑制了对钙的吸收利用，而肾小管对钙的重复吸收增加了。所以，对于骨折患者来说，身体中并不缺乏钙质，只要根据病情和按医生嘱咐，加强功能锻炼和尽早活动，就能促进骨对钙的吸收利用，加速断骨愈合。尤其对于骨折后卧床期间的患者，盲目地补充钙质，不仅无益处，还可能有害。

（2）忌多吃肉骨头，有些人认为，骨折后多吃肉骨头，可使骨折早期愈合。其实不然，现代医学经过多次实践证明，骨折患者多吃肉骨头，非但不能早期愈合，反而会使骨折愈合时间推迟。这是因为受损伤后骨的再生，主要是依靠骨膜、骨髓的作用，而骨膜、骨髓只有在增加骨胶原的条件下，才能更好地发挥作用，而肉骨头的成分主要是磷和钙。若骨折后大量摄入，会使骨质内无机质成分增高，导致骨质内有机质比例失调，对骨折的早期愈合产生阻碍。但新鲜的肉骨头汤味道鲜美，有刺激食欲作用，少吃无妨。

（3）忌偏食。骨折患者常伴有局部水肿、充血、出血、肌肉组织损伤等情况，机体本身对这些有抵抗修复能力，而机体修复组织，长骨生肌，骨痂形成，化淤消肿的原料就是靠各种营养素，由此可知保证骨折顺利愈合的关键就是营养。

（4）忌不消化之物。骨折患者因固定石膏或夹板而活动限制，加上伤处肿痛，精神忧虑，因此食欲往往不振，时有便秘。所以，食物既要营养丰富，又要容易消化，帮助通便，忌食山芋、芋艿、糯米等易胀气或不消化食物，宜多吃水果、蔬菜。

（5）忌少喝水。卧床骨折患者，尤其是脊柱、骨盆及下肢骨折患者，行动十分不便，因此就尽量少喝水，以减少小便次数，如此虽小便次数减少，但更大的麻烦也产生了。卧床患者活动少，肠蠕动减弱，再加上饮水减少，很容易引起大便秘结。长期卧床，小便潴留，也容易诱发尿路结石和泌尿系感染。所以，卧床骨折患者想喝水就喝，不必顾虑重重。

（6）忌过食白糖。大量摄取白糖后，将引起葡萄糖的急剧代谢，从而产生代谢的中间物质，如丙酮酸、乳酸等，使机体呈酸性中毒状态。这时，碱性的钙、镁、钠等离子，便会立即被调动参加中和作用，以防止血液出现酸性。如此钙的大量消耗，不利于骨折患者的康复。同时，过多的白糖亦会使体内维生素B_1的含量减少，这是因维生素B_1是糖在体内转化为能量时必需的物质。维生素B_1不足，大大降低神经和肌肉的活动

骨折期间注意饮食疗法，忌盲目补充钙质

实践证明，骨折患者多吃肉骨头，非但不能早期愈合，反而会使骨折愈合时间推迟

加强功能锻炼

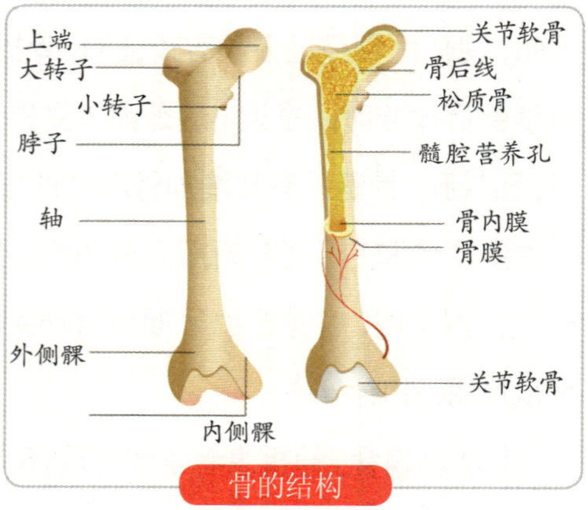

骨的结构

能力，亦影响功能的恢复。所以，骨折患者忌食过多的白糖。

（7）忌长期服三七片。骨折初期，局部发生内出血，积血瘀滞，出现肿胀、疼痛，此时服用三七片能收缩局部血管，缩短凝血时间，增加凝血酶。但骨折整复一周以后，出血已停，被损组织开始修复，修复必须有大量的血液供应，若继续服用三七片，局部的血管处于收缩状态，血液运行不畅，对骨折愈合不利。

骨折与一般皮肉损伤不同，坚硬的骨质愈合时间比较长，短则1个月，长则半年以上。在医院对好位置，作了固定以后，常需在家继续休养、康复。做好家庭护理，促进愈合，尤其重要。

心胸豁达者症状往往较轻，治疗效果也好；心胸狭窄、性格怪癖、心情压抑者症状常表现得较重，治疗效果也较差。因此，心理状态的调整日益受到重视。

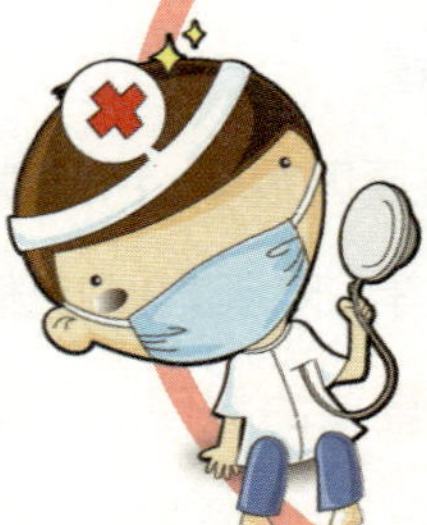

骨折患者：

忌偏食

忌不消化之物

忌少喝水

忌过食白糖

忌长期服三七片

宜多吃水果、蔬菜

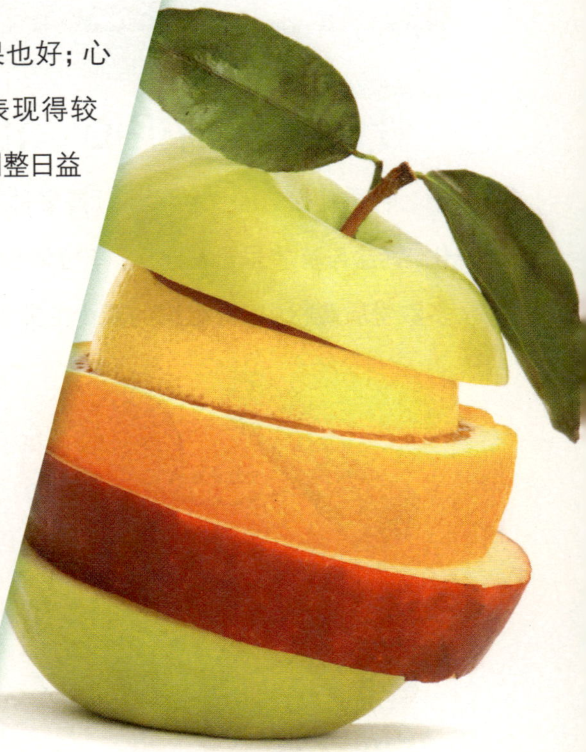

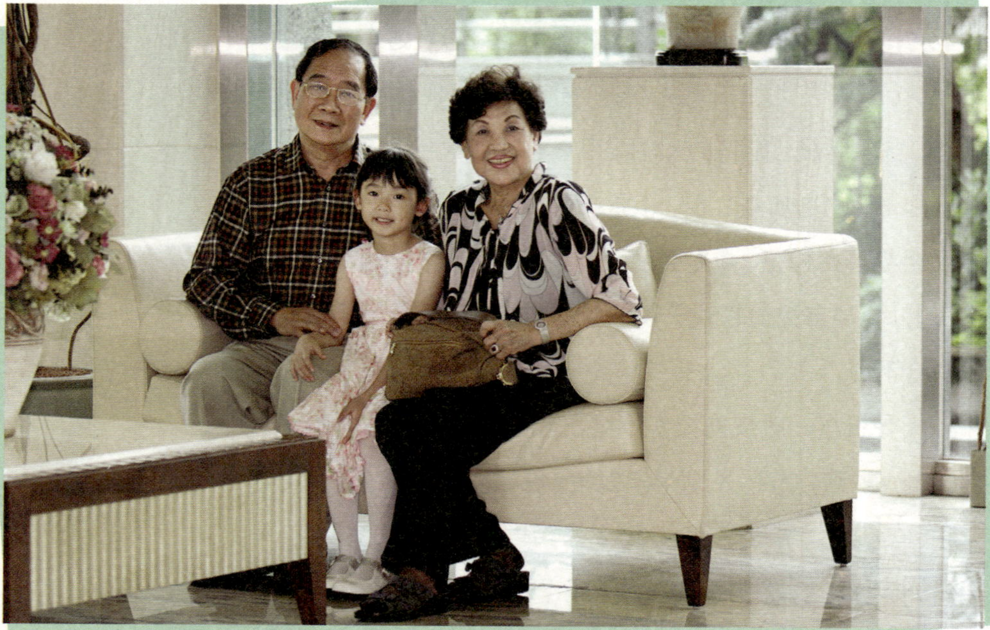

骨质疏松别担心，治疗方法啥都有

骨质疏松（osteoporosis）是多种原因引起的一组骨病，是以骨组织有正常的钙化，钙盐与基质呈正常比例，单位体积内骨组织量减少为特点的代谢性骨病变。在多数骨质疏松中，骨组织的减少主要由于骨质吸收增多所致。发病多缓慢，以骨骼疼痛、易于骨折为特征。生化检查基本正常。病理解剖可见骨皮质菲薄，骨小梁稀疏萎缩类骨质层不厚。

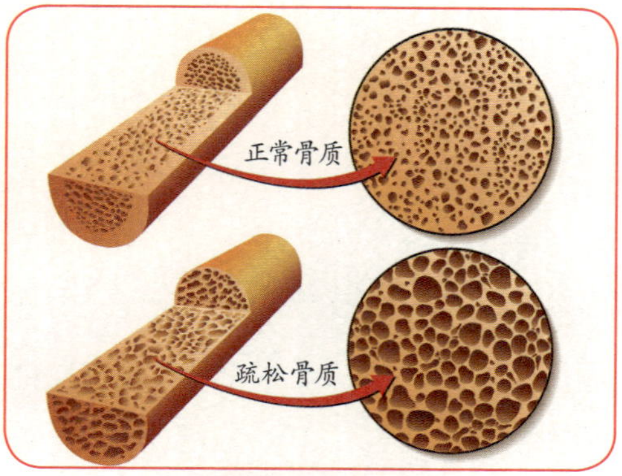

骨质疏松图

导致骨质疏松的原因很多，钙的缺乏是被大家公认的因素。降钙素以及维生素D的不足也是很重要的原因。人体的正常环境是弱碱性，即体液的pH维持在7.35～7.45时，就是健康的。可是因为饮食、生活习惯、周围环境、情绪等的影响，人的体液很多时候都会趋于酸性，尤其是在人体摄入大量高蛋白、高糖分等时，出于本能，为了维持体液的酸碱平衡，身体就会动用体内的碱性物质来中和这些酸性物质。而体内含量最多的碱性物质就是钙质，它们大量的存在于骨骼中。那么，在大量进食酸性食物的时候，身体就会自然地消耗骨骼中的钙质来中和血液的酸碱性，以维持酸碱平衡。因此说，酸性体质是钙质流失、骨质疏松的重要原因。当大量的钙质流失，骨质发生疏松时，物理治疗可以有效地控制和治疗骨质疏松。

治疗骨质疏松的方法如下：

(1)低频脉冲电磁治疗仪，将磁场电极片垂直作用于人体的骨膜表面，在外部刺激人体的有效穴位。温热，每次20分钟，每日1次。通过理疗，发动骨对钙离子的充分利用，使骨小梁变粗变厚、间隙缩小，断裂的骨小梁重新连接，使微骨折生成新的骨痂，并缓解疼痛，增加骨密度，重建骨结构。

(2)超声波疗法(脉冲式或连续式)慢移法，0.5~1.2瓦/厘米^2 6~10分钟，每日1次。提高骨密度、改善骨强度。

(3))超短波每次15分钟，每天1次，10次一个疗程。调动钙离子通道，促成骨细胞中钙离子内流，使骨矿量增加。

(4)磁场疗法　旋磁法，100~200吨，10~20分钟，每日1次。

(5)饮食疗法，饮食治疗的关键是合理安排饮食结构。老年人要多食入一些含钙、磷、维生素及蛋白质丰富的食品，以弥补体内与骨代谢有关的物质的不足。饮食治疗贵在长期、合理地调节饮食并持之以恒，短时间内暴饮暴食不但对身体无益，反而有害。

(6)体育治疗：体育治疗简称体疗，是通过体育活动，调节全身代谢状态，改善骨骼血液循环状况，增加外力对骨骼的刺激，从而缓解骨质疏松。例如太极拳、五禽戏等。

(7)心理治疗：心理治疗长期以来不被人们所重视。近年来，人们越来越认识到，各种疾病（包括骨质疏松）的症状轻重与人的心理状态关系密切。心胸广阔、心情愉快、性格豁达至关重要。

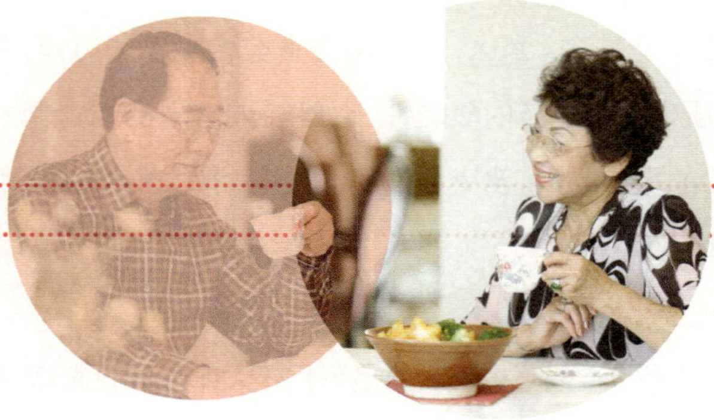

胃中溃疡别小瞧，找准病因难不倒

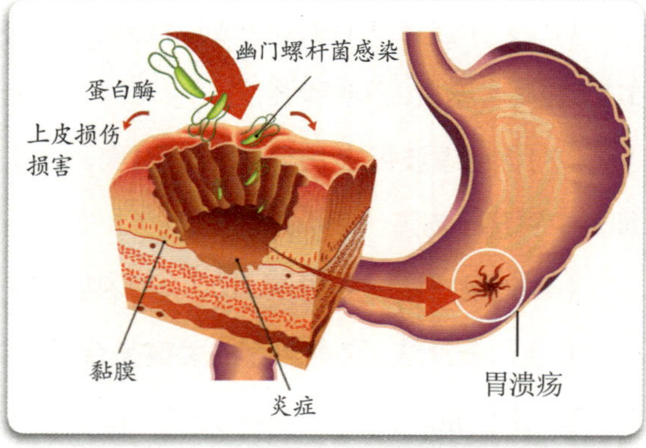

溃疡病是一种常见的慢性全身性疾病，分为胃溃疡和十二直肠溃疡，又叫做消化性溃疡。它之所以称之为消化性溃疡，是因为既往认为胃溃疡和十二指肠溃疡是由于胃酸和胃蛋白酶对黏膜自身消化所形成的，事实上胃酸和胃蛋白酶只是溃疡形成的主要原因之一，其他原因也可以形成溃疡病。由于胃溃疡和十二指肠溃疡的病因和临床症状有许多相似之处，医生有时难以区分是胃溃疡还是十二指肠溃疡，因此往往诊断为消化性溃疡，或胃、十二指肠溃疡。

胃溃疡常见临床症状：上腹部疼痛，位于剑突（心窝）下或上腹部中线周围，呈烧灼性、啮咬性或饥饿性钝痛、胀痛或隐痛。但有时也仅局限于胸腔下部。疼痛发生后会持续半小时到三小时。一阵阵的疼痛时发时消，经过历时数周的间歇性疼痛后，会出现一段短暂的无痛期。这种疼痛与饮食有关，常因饥饿、服药、酸性食物或饮料而诱发。疼痛可以因进食、饮水、服用碱性食物（如馒头）而缓解。其他可能症状是烧心、吐酸水、嗳气、食欲丧失、体重减轻、贫血、偶尔呕吐，呕吐后就会使疼痛缓和下来，有时有黑色或柏油样大便。

在临床药物治疗及饮食疗法的基础上，物理治疗可调整中枢和植物神经系统的功能，改善胃和十二指肠的血液循环和营养状态，消除局部水肿和痉挛，使胃、十二指肠分泌及运动功能趋向正常，缓解症状，促进溃疡的愈合。治疗的同时配合服药。

中波或短波或超短波疗法　较长时期的电疗，使胃、十二指肠的动脉主动性充血，改善了神经营养及代谢过程，缓解胃肠痉挛和疼痛，促进溃疡愈合。无消化道近期出血者方可应用。

中波疗法　14厘米×18厘米电极置于下背部，16厘米×20厘米电极置下背部，电量0.8~1.5安培，时间20~60分钟，每日1~2次，20~30次为一疗程。

短波疗法　电缆盘置上腹部，温热量，20~60分钟，每日1次。20~25次为一疗程。或用电容电极于上腹部及下背部对置，剂量同上。

超短波疗法　方法与短波电容电极法相同。

微波疗法　圆形辐射器置于上腹部及背部胸5~10节段区，距离7~10厘米，微热量~温热量，各10~12分钟，每日或隔日1次，12~24次为一疗程。有调节胃肠分泌，排空和增强其吸收功能的作用。

超声波　让患者空腹时饮温开水400~500毫升，坐位，超声声头置胃区用移动治疗，1~1.5瓦/厘米^2，10~15分钟，然后在胸椎8~10两侧作移动法治疗5~8分钟，每日或隔日1次，12~24为一疗程。

直流电离子导入疗法

（1）鼻黏膜反射疗法　用2.5%维生素B_1或2%奴夫卡因浸湿脱脂棉条，缓慢填入两侧鼻腔，使与鼻黏膜接触紧贴，残留鼻腔外端棉条连接直流电阳极，阴极置颈后部，通电0.5～2毫安，15～20分钟，每日或隔日1次，18～24次为一疗程。

（2）颞部神经血管束奴夫卡因导入反射疗法，用20平方厘米电极衬垫浸湿5%～10%奴夫卡因置于两侧颞部，接阳极，接阴极，50平方厘米电极接阴极置于颈后部，电量0.3～0.5毫安，每次15～20分钟，每日1次，18～24次为一疗程。

（3）领区反射疗法　用5%～10%臭化钾或10%氯化钙阳极导入领区，非作用极置腰骶部，10～20mA，15～20分钟，每日1次。

（4）病区离子导入法　奴夫卡因导入，用0.1～0.2%奴夫卡因服200～300CC，胃区电极接阳极，背部电接阴极，0.05～0.1毫安/平方厘米，15～25分钟，每日1次，18～24次为一疗程。

此外，用2%硫酸锌直流电阳极导入上腹部，对置法，方法同上，可促进溃疡愈合。

（5）其他　用电睡眠、磁疗，温热疗法，松脂浴，矿泉浴，海水浴等调整全身和局部神经营养，促进溃疡愈合的疗法。

（6）同时宜综合应用心理治疗，饮食治疗，生活娱乐治疗以及动静结合的合理的医疗体育共同施治。

小儿佝偻缠于身，合理治疗笑开怀

佝偻病俗称缺钙，在婴儿期较为常见，是由于维生素D缺乏引起体内钙、磷代谢紊乱，而使骨骼钙化不良的一种疾病。佝偻病发病缓慢，不容易引起重视。佝偻病使小儿抵抗力降低，容易合并肺炎及腹泻等疾病，影响小儿生长发育。因此，必须积极防治。

病因有乳幼儿摄入的维生素D不足；胃肠道疾病影响维生素D及钙磷的吸收；日光或紫外线照射不足，不能使皮肤内的7–脱氢胆固醇转化为维生素D_3；生长期消

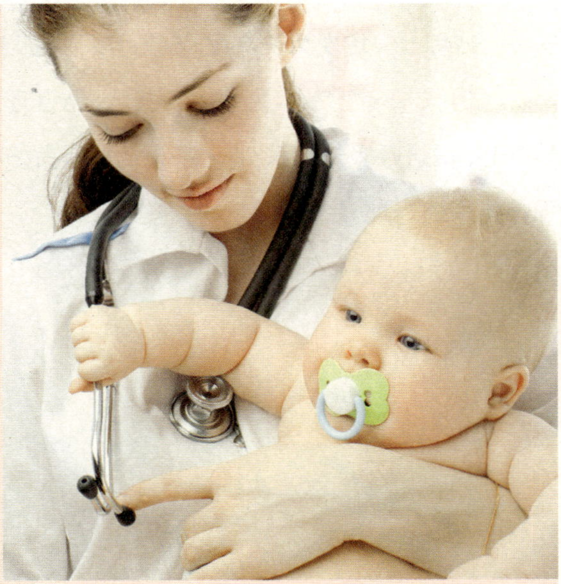

耗大，婴幼儿尤其是早产儿，发育快，需要量大，造成体内钙磷代谢缺乏，发生佝偻病。理疗目的在于补充维生素D；增强机体免疫功能；调整体内钙磷代谢的机能；增强神经系统功能，促使机体功能正常化有利于疾病恢复；锻炼机体与强壮疗法促进机体健康，强壮体质，辅助矫形与功能恢复。在服用维生素A、维生素D及钙磷盐类药物同时进行以下治疗。

（1）紫外线疗法　全身照射法，不足6个月小儿自1/8MED开始，至1.5MED止，6个月~2岁者自1/4MED达2MED；3~7岁小儿达3MED；学龄儿童达4MED；隔日1次，20次为一疗程，隔2个月后可进行再次照射，需2~3个疗程。

（2）日光浴疗法　根据病儿体质好坏采用全身照射法，顺序分区全身照射法，间歇全身照射法。始量可由1小卡开始（数分钟开始）根据病儿情况逐渐增加剂量（至半小时，1时）。照射时应遮护头部、眼睛，预防受伤。上午九点至下午三点进行。

（3）直流电钙或磷酸离子导入法　电极100平方厘米浸2%~5%氯化钙置肩胛间接阳极，两个60平方厘米电极置双小腿后接阴极，5~7毫安，15分钟，每日1次，6次后改为隔日，12~18次。

（4）盐水浴疗法　松脂浴，盐水松脂浴等温水浸浴。1%氯化钠浴水或200公升浴水中加入50~70克松脂粉，水温37℃，逐渐适应降至34℃，隔日进行，每次

5~12分钟，12~18次为一疗程。5个月以下婴儿禁用。

（5）按摩和医疗体育及户外活动　结合理疗，运动对改善神经、肌肉的血液循环营养，增进呼吸、循环、消化系统功能有良好的作用；并能促进肌肉运动功能，增强骨骼系统，预防后遗症。

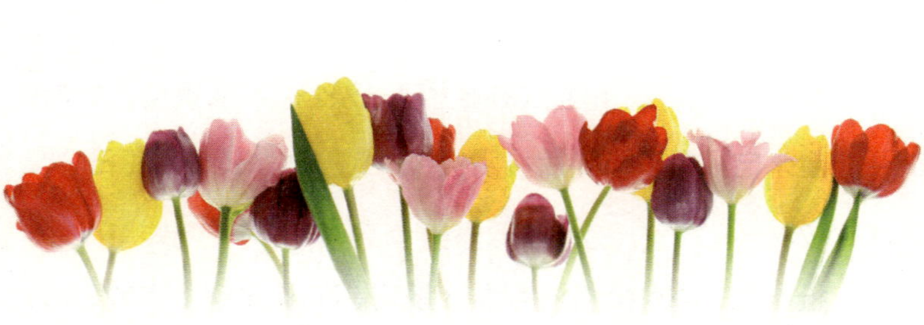

（本章编者：王梅康、李静、史丽娜、许建阳）

参考文献

[1] 陈景藻. 现代物理治疗学[M]. 北京: 人民军医出版社, 2001.

[2] 郭万学. 理疗学[M]. 北京: 人民卫生出版社, 1982.

[3] 中华医学会. 临床技术操作规范: 物理医学与康复学分册[M]. 北京: 人民军医出版社, 2004.

[4] 中华医学会. 临床诊疗指南: 物理医学与康复学分册[M]. 北京: 人民卫生出版社, 2005.

[5] 朱贞国. 实用物理治疗学[M]. 南京: 南京出版社, 1997.

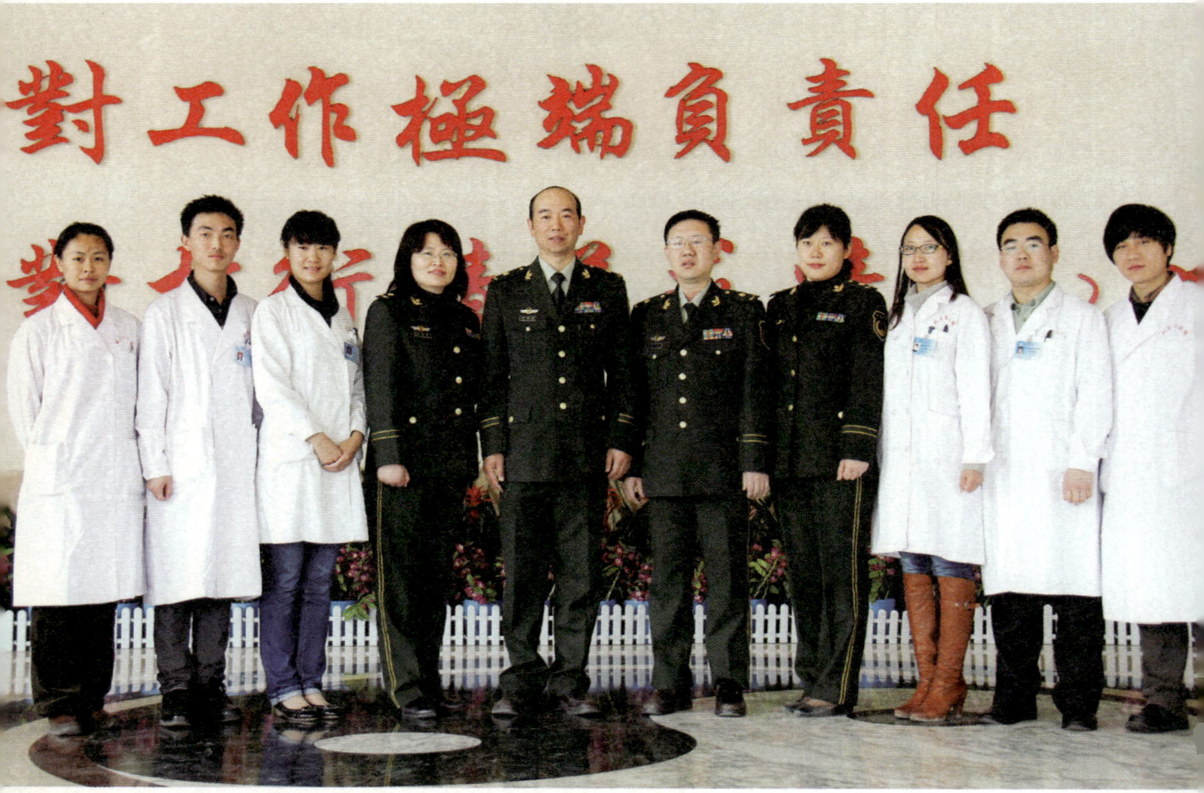

武警总医院理疗科成员合影